患者トラブルを解決する「技術」

やさしいだけじゃ
医療は守れない!

尾内康彦
Yasuhiko Onouchi

日経BP社

プロローグ　私が「なにわのトラブルバスター」と呼ばれるようになった理由

病院や診療所のトラブル相談に乗るようになってから、もう20年近くなる。私は、大阪府保険医協会という団体の職員だ。保険医協会は開業している保険医や勤務医が安心してよい医療を行うために、また国民医療の改善を目指した、保険医の自主的な団体で、日常の診療と経営、生活全般にわたるサポートや事業・サービス活動を行っている。

私のところには、大体月に30～50件程度、病院や診療所の医師や職員から、トラブルの相談が電話で寄せられる。年間では延べ400件というところか。振り返ってみると、相談件数が増えはじめたのは1990年代の後半からで、特に多くなったのが2005年以降だ。当時の小泉純一郎首相による〝改革〟で医療費にメスが入り、診療報酬の大幅なマイナス改定が行われたころから件数が増え、トラブルの中身も悪質化しているように感じる。

寄せられる相談の中身は大きいものから小さいものまで、実にバリエーションに富んでいるが、圧倒的に患者にまつわるトラブルが多い。その次に多いのは、職員に関するもめ事で、問題職員を辞めさせたいとか、職員間の派閥やいじめを何とかしたいというもの。ほかにも、病院ファンドによる乗っ取り、詐欺商法からの勧誘、家主からの法外な家賃値上げ・退去要求、欠陥建築・建て替え問題、遺産相続や跡継ぎ問題、土地の境界線や日照権を巡る争い、ネットトラブルなど、あげ始めたらきりのないくらい「何でもあり」のバラエティーさだ。

「他人任せの姿勢」がトラブルを増やしていく

私のトラブル相談のスタイルは一風変わっているかもしれない。

まず、私のところに、院長や事務長から、相談の電話がかかってくる。その内容を聞いて、私は電話で助言し、必要があれば、これを2、3回繰り返す。法律などの専門知識が必要な場合には、弁護士、社会保険労務士、税理士などと対応を練ることももちろんある。だが、私が相談者と直接会うことはめったにない。これには2つの理由がある。

1つは、自分たちの組織で起きたトラブルは、自分たちで解決すべき、と私が考えていること。「誰かに解決してもらおう」などという甘い考えを持っていると、たとえそのトラブルは解決したとしても、同じようなトラブルは必ず何度でも起きる。その組織は、一向にトラブルに強くならない。

もう1つは、私に時間がないこと。「時間がない、とは、相談してくる人たちに失礼じゃないか」と読者は思うかもしれない。私はトラブル解決の専門家として、医療界の一部で名が知られるようになっているが、実は、トラブル相談は、大阪府保険医協会職員としての本来の仕事ではない。本業は何かというと、少し前までは税務・経営、保険請求の相談、広報紙の企画編集などに携わり、現在は、会員の入退会、事業継承、開院対策などの組織管理を主に担当している。トラブル相談に乗ることは会員の役にも立つだろうという協会上層部の判断により、担当する業務の妨げにならない範囲で、就業時間中に取り組むことが認められているにすぎない。トラブル解決は、いわばボランティアで、当然ながらコンサルティング料なども一切取っていない。

そんな事情もあって、まず電話でトラブルの内容をできるだけ詳しく聞き、その時に思いつくアドバイスを伝え、あとで報告を必ず受ける、という自分なりのスタイルが定着している。

私は「できそうもないアドバイス」は決してしない。アドバイスする時には、相談者のトラブル対応能力のレベルを推し量り、その人ができそうなことを選んで伝える。ほとんどは、たいていの人であればできることで、「あさってではなく、今、すぐに役立つアドバイス」をするよう心がけている。

実は、こういうスタイルを長年とってきたからこそ、トラブル対処に慣れていない人に、より役立つアドバイスを送れるようになったのかもしれない。仮に、私が相談者の代理人になって、最前線でトラブルの解決交渉に当たっていたら、そのトラブルは無事に解決できたとしても、「それは尾内さんだから解決できたんでしょう」ということになってしまう。

私が関わったケースで、実際に、トラブルを起こしている患者や職員と直接向き合っているのは、相談を寄せてきた院長や職員たちだ。私は黒子に徹して、「ああせい」「こうせい」と後ろからただ助言するだけ。だから、本書を手にしたあなたも自信を持って、トラブル解決に臨んでいただきたい。

トラブル解決の3要素は「先見性」「勇気」「現場力」

最初に、とても大事なことを言っておきたい。

トラブル解決のための3要素は、「先見性」「勇気」「現場力」であることを、まず肝に銘じてほしい。

実はこの3要素は、クラウゼヴィッツの著書『戦争論』の指揮官の心得をベースに、早稲田大学ビジネススクール教授の内田和成さんが、不確実性の今の時代を生き抜くための経営者の資質としてあげているものだ（『異業種競争戦略』日本経済新聞出版社）。

私はこれまで、「先を読む力」「クソ度胸」「場数の多さ」をトラブル解決に必要な資質としてあげてきたが、言わんとするところは全く同じだ。さすがビジネススクールの先生だけあって、「先見性」「勇気」「現場力」と言ったほうが、言葉としてスマートかもしれない。

トラブルがなぜ怖いか。それは先の展開が読めないからだ。人は、先の見通しがつかないことに大きな不安と不快さを感じる。「不確実なこと」を本能的に避けようとする傾向があるのかもしれない。だから、トラブルに直面すると、ものすごく嫌な気分になる。嫌な気分になるだけで、観察力や判断力が鈍り、的確な対策を立てられなくなってしまう。

そうした時に欠かせないのが「先見性」「勇気」「現場力」の3要素だ。

不安から逃げずに、まず関係者から事実を収集し、トラブルの原因や背景、相手の心理状態などを冷静に分析して、対策を考える。その際、私は、常に最悪の事態を想定して、手厚い準備をするようにしている。実際には、その準備が無駄になることも多いが、それはそれで、事態が最悪のところまでいかなかったということで良しとすべきだ。

トラブル時に先を読むというのは、私流の解釈では「最悪の事態を想定して対策をとる」ことだ。

次に「クソ度胸」。講演などで「クソ度胸」が重要なのだと力説すると、聴衆の方々は笑うのだが、実践においてこれほど必要なものはない。

どんなにいい対策を考えても、それを実行できなければ意味がないし、特に相手に悪意がある場合などは、何としてでもそれをはね返す勇気と覚悟が求められる。その勇気は、組織全体で問題に取り組み、職場が一体となって職員を守る体制を整えることで発揮しやすくなる。この点を、経営層の方々はよく認識してほしい。勇気のある組織は、悪意のあるやからから狙われにくくなる。そうしたやからにとっては、脇の甘い組織のほうが居心地がいいからだ。

もう1つの要素は「場数の多さ」。トラブルをこなせばこなすほど、あなたの属している病医院はトラブルに強い組織になっていく。これは、人間の体の免疫と似ているところがある。

トラブルから逃げてはいけない

医師の方々には釈迦に説法かもしれないが、免疫には、生まれながら持っている先天的な免疫と、あとで獲得する後天的な免疫がある。生まれたばかりの赤ちゃんは、最低限の免疫しか持っていないので病気にかかりやすいが、人間の免疫機能は優れていて、病気などを経験することで、その病原菌をやっつける免疫を獲得することができるので、大人になるにつれて、病気にかかりにくくなる。

トラブルと組織の関係も同じだ。トラブルを経験すればするほど、トラブルに対する免疫が蓄積されて、トラブルに強い組織になる。

だからこそ、トラブルから逃げてはいけない。トラブルから逃げていると、免疫が形成されず、トラブルに弱い状態のまま何も変わらない。不思議なことに、そうした組織は問題を起こす患者に狙われやすい。この状態を放置しておくと、トラブルが頻発するだけでなく次第に院内の雰囲気はすさんでいき、いずれ職員や患者から愛想をつかされることになるだろう。

場数の多さは、本を読むだけではなかなか身に付かないかもしれない。そこで、本書では、私が関わった患者トラブル解決の事例を多数載せて、読者の方々に〝疑似体験〟してもらうことにした。その時、私がどう考え、どう判断して、対策を立て実行していったか、できるだけリアルに再現したつもりだ。

悪質クレームが経営の屋台骨を揺るがす

トラブルを引き起こす患者は、おそらく全体のほんの一握りだろう。ほとんどの患者は、従順で、常識的な態度で人に接し、何事もなく帰っていく。ところが、そのひと握りの患者が問題なのだ。

いったん、こうした問題患者が現れると、医師や職員たちは対応に追われて疲弊し、経営にもさまざまな悪影響が及んでくる。相手が一筋縄ではいかないモンスターペイシェントやハードクレーマーだった場合、医師や職員が体調を崩したり、精神的な傷を負って休職したりすることもある。実際、私はそういう事例にたびたび遭遇している。これが、医師や職員のモチベーションの低下、人手不足、医療サービスのレベルの低下という悪循環を招く。そうなれば、診療の屋台骨を揺るがすことにもなりかねない。

医療機関の本分は、当たり前のことだが、患者の治療にある。医療機関が本来の役割に専念し、十二分に医療の力を発揮するためにも、「トラブルに強い組織」にならないといけない。

今抱えているトラブルを解決したい、これから起きるトラブルに備えたい、トラブル発生を予防したい——。この本を手に取った方は、きっとこうした思いを抱えながら、医療現場で日々、奮闘されていらっしゃることと思う。本当に頭の下がる思いだ。本書がそのお役に少しでも立てれば本望である。

患者トラブルを解決する「技術」
Contents

第3章

トラブルの「本質」を見極める

第4章 トラブル解決の「技術」

第1章

トラブルを迎え撃つ心構え

トラブル対応のハウツー、スキルは必要条件だが、十分条件ではない。では、十分条件とは何か。それは、トラブルに対する正しい考え方、心構えを持つということだ。

患者トラブルとは何か？

私の元へやってくるトラブル相談は、大きく「患者トラブル」「職員トラブル」「悪徳業者とのトラブル」「その他トラブル」の4つに分類できる。ただ、件数で見ると、ここ数年は「患者トラブル」が増えていて、全体のほぼ8割を占める。それも、国公立や私立の大学病院から、小さな診療所まで規模を問わず、相談の依頼が来ている。

トラブルの深刻度は年々増している。その最大の理由は、従来の問題患者よりもさらに悪質な「モンスターペイシェント」が増えているからだ。

私は「モンスターペイシェント」を2つに分けて定義している。

1つは、言語的暴力が中心だが、診療の過程で発生した不可抗力的な状況にからみ、要求をエスカレートさせていき、執念深くまとわりついて、医療現場を混乱させる患者および患者家族の一群。もう1つは、行動パターンが読めず、言語的暴力というよりも身体的脅威・暴力を強く意識させる患者および患者家族の一群。

前者は、大規模病院の「入院」などに多く、後者は規模に関係なく、「外来」でよく発生している。さらに、私が数多く出会ったモンスターペイシェントは、①薬物依存症・アルコール依存症、②精神に疾患を抱え情緒不安定・不穏状態、③マル暴関係（元を含む）のいずれかであることが多い。

医療機関で働く方たちは心優しい人が多い。それはすばらしいことなのだが、ともすると、モンスターペイシェントが相手でも、「暴言を吐くのは、自分に至らないところがあるのではないか」と自身を責めたり、「暴力をふるうのも病気のうち。我慢しなければ」と考えたりする忍耐強い人が少なくない。だが、一見美徳とも思えるようなそうした誤った考え方や風潮が、残念ながら、モンスターペイシェントをのさばらせる一因になっている。

どんな患者であろうと暴力や暴言を許してはならないし、不当な要求は断固として受け入れてはいけない。ここは絶対に譲ってはならない一線だ。このことを組織全体で意思確認することが、トラブル対策の第一歩となる。

トラブルの7割は患者の誤解から起きる

最初に少し整理しておきたいのは、なぜ患者トラブルは起きるのかという点だ。

香川大学医学部附属病院の澤井直樹氏は、医療を巡る多くの誤解が、患者トラブルを生む原因になっていることを、『患者トラブル解決マニュアル』(日経BP社)の中で、具体例をあげながら指摘している。私は、日々、トラブルに向き合っているが、現実はまさにこの指摘の通りだ。

トラブルの原因は無数にあるのだが、私のところに寄せられる相談のうち、7割くらいは患者の誤解が何らかの形で関連している。最大の誤解は、「医療の不確実性」に関するものだ。澤井氏の掲げる誤解例を参考に、私なりにアレンジして解説する。

■トラブルを引き起こす患者の誤解（その1）

・医師にかかれば、病気は必ず治る
・診察や検査で病気の原因は必ず突き止めることができる
・医師は病気を完全に治す義務を負っている
・治療や薬は誰に対しても同じ結果をもたらす

このように考えている人は意外に多い。だが、これは明らかに誤解だ。人によって治療の効果は異なるし、薬だって誰にでも同じように作用するわけではない。健康の状態、生活習慣、メンタル面などの心理的社会的要因など、その人特有の要因により、病状が思わぬ経過をたどることもあり得る。風邪のように多くの人が完治する病気もあれば、癌やリウマチ、糖尿病などの慢性疾患、認知症などのように、完治が期待しにくい病気も数多くある。

医療は日進月歩で進んでいるが、まだ解明されていない部分が多い。個人差もあるため、標準的な治療をしっかり行っていても、回復が思わしくないケースもある。そうした認識は医師の間では常識でも、患者は意外にわかっていない。そのことを前提に、患者に対して丁寧に説明を行っていかないと、あとでトラブルを生むことになる。

医師は病気を完治させる義務がある、というのも誤解だ。私は弁護士ではないので法律論を振りかざすつもりはないが、弁護士の話によると、患者が受診した時点で、医師と患者の間に診療の「準委任契約」というものが成立する。この準委任契約では、医師は誠実に診療行為を遂行する義務があるが、病気を完治させる義務までは負わないと解釈するのが相当であるそうだ。

また、どんな診療を受けるかの決定権は患者にあるが、契約上、患者には医師の診療に協力する努力義務があるとのこと。

ここにもう1つ、トラブルの原因になりやすい患者側の誤解がある。それは、

■トラブルを引き起こす患者側の誤解（その2）

・患者が医師の診療に協力する必要はない

というものだ。

これは一般常識から見てもおかしなことなのだが、医師の指示を守らず、その結果、病状を悪化させておきながら、医療機関を責める患者もいる。医療機関は患者が病気とどう付き合っていくかを医師とともに考えていく場であるはずなのに、患者と医師の関係を対立軸ととらえ

る人も増えている。

■トラブルを引き起こす患者側の誤解（その3）

・医師は、どのような患者でも診療を拒否できない

この点に関して、実は必ずしも誤解と言い切れない部分があり、医療現場は悩んでいる。医師は医療行為を独占的に提供することを認められていることから、応召義務というものを負っている。医師法第19条に規定があり、「正当な事由（理由）」がない限り、診療を拒否できない、とされている。ではここでいう「正当な事由」とは何なのか？　これがはっきりしないため、医療現場は混乱に陥っている。

裁判では、「正当な事由」はかなり厳密に解釈されている。

例えばベッドが満床で救急患者の入院の受け入れを拒否したケース（千葉地裁1986年7月25日判決）では、空いている診療スペースにベッドを設置して、入院用ベッドが空くまで患者を待機させることができたと裁判所はみなし、医療機関側が敗訴した。医療機関側の事情、患者の容体の重さ、拒否された時にほかに選択肢があるかどうかなどが総合的に判断されるため、入院の拒否が「正当な事由」に当たるかどうかの判断は簡単ではないが、ハードルが高いことだけは確かだ。ただ、応召義務に関する判例の数は少なく、患者が診療拒否によるたらい回しに

遭い、亡くなった、というような症状が重篤なケースで争われている。

モンスターペイシェントやハードクレーマーたちは、こうした法律上の盲点を見逃さない。迷惑行為を繰り返し、病医院側が追い払おうとすると、診療拒否するのか、保健所やマスコミに言いふらすぞ、と息巻く。では、どう対応するのか？

私が基本としている対応は、診療拒否になるぞ、との脅しには一切耳を貸さないこと。診療を妨げたり、他の患者の迷惑をかけたりする行為は絶対に許さないという姿勢で臨む。具体的な対処法は、95ページで後述する。

患者側にこういう誤解があることをよく頭に入れておかないと、患者が突っかかってきた場合、冷静に対処できなくなってしまう。

正当事由に関する法令、通知

●医師法

第19条　診療に従事する医師は、診察治療の求めがあった場合には、正当な事由がなければ、これを拒んではならない。

●病院診療所の診療に関する件

（昭和24年9月10日　医発第752号、各都道府県知事あて厚生省医務局長通知）

（略）　診療に従事する医師または歯科医師は医師法第19条及び歯科医師法第19条に規定してあるように、正当な事由がなければ患者からの診療の求めを拒んではならない。しかして何が正当な事由であるかは、それぞれの具体的な場合において社会通念上健全と認められる道徳的な判断によるべきであるが、今ここに1、2例をあげてみると、

①医業報酬が不払であっても直ちにこれを理由として診療を拒むことはできない。

②診療時間を制限している場合であっても、これを理由として急施を要する患者の診療を拒むことは許されない。

③特定人例えば特定の場所に勤務する人々のみの診療に従事する医師または歯科医師であっても、緊急の治療を要する患者がある場合において、その近辺に他の診療に従事する医師または歯科医師がいない場合には、やはり診療の求めに応じなければならない。

④天候の不良等も、事実上往診の不可能な場合を除いては「正当の事由」には該当しない。

⑤医師が自己の標榜する診療科名以外の診療科に属する疾病について診療を求められた場合も、患者がこれを了承する場合は一応正当の理由と認め得るが、了承しないで依然診療を求めるときは、応急の措置その他できるだけの範囲のことをしなければならない。

●所謂医師の応招義務について

（昭和30年8月12日　医収第755号、長野県衛生部長あて厚生省医務局医務課長回答）

（略）　①医師法第19条にいう「正当な事由」のある場合とは、医師の不在または病気等により事実上診療が不可能な場合に限られるのであって、患者の再三の求めにもかかわらず、単に軽度の疲労の程度をもってこれを拒絶することは、第19条の義務違反を構成する。しかしながら、以上の事実認定は慎重に行われるべきであるから、御照会の事例が正当な事由か否かについては、さらに具体的な状況をみなければ、判定困難である。

②医師が第19条の義務違反を行った場合には罰則の適用はないが、医師法第7条にいう「医師としての品位を損するような行為のあったとき」にあたるから、義務違反を反覆するがごとき場合において同条の規定により医師免許の取消または停止を命ずる場合もありうる。

●医師法第19条第1項の診療に応ずる義務について

（昭和49年4月16日　医発第412号、各都道府県知事あて厚生省医務局長通知）

（略）　休日夜間診療所、休日夜間当番医制などの方法により地域における急患診療が確保され、かつ、地域住民に十分周知徹底されているような休日夜間診療体制が敷かれている場合において、医師が来院した患者に対し休日夜間診療所、休日夜間当番院などで診療を受けるよう指示することは、医師法第19条第1項の規定に反しないものと解される。ただし、症状が重篤である等直ちに必要な応急の措置を施さねば患者の生命、身体に重大な影響が及ぶおそれがある場合においては、医師は診療に応ずる義務がある。

●保険医療機関及び保険医療養担当規則

（転医及び対診）

第16条　保険医は、患者の疾病または負傷が自己の専門外にわたるものであるとき、またはその診療について疑義があるときは、他の保険医療機関へ転医させ、または他の保険医の対診を求める等診療について適切な措置を講じなければならない。

診療拒否に関する判例

●神戸地方裁判所平成4年6月30日判決（判例時報1458号127頁）

〈概要〉

交通事故で重傷を負った男性を、連絡を受けた救急車がA病院に搬送したが、同院医師が第3次救急患者（重篤救急患者）と診断し、受け入れを拒否。救命救急病院であるY市立病院に打診したが、脳外科医と整形外科医の不在を理由に拒否。C大学病院に受け入れを要請したが担当医が手術中で断られた。結局、隣市のD病院が受け入れ、応急処置と手術が行ったが患者は死亡。遺族がY市立病院の受け入れ拒否には正当な事由がないとして訴えた。

受け入れ打診の連絡時、Y市立病院には脳外科医と整形外科医はいなかったが、夜間救急担当医師（この中には外科医もいた）は勤務していた。その時、外科医がどのような診療をしていたのか具体的な主張・立証がなかったため、病院側が敗訴。慰謝料150万円の支払いが命じられた。

●名古屋地裁昭和58年8月19日判決（判例時報1104号107頁）

〈概要〉

入院拒否の正当事由が認められた例。心臓疾患などで治療していた高齢の女性患者が高熱を出し、往診した医師から入院治療が必要であると診断された。かかりつけ医のB医師の診断を経て、A病院に連絡して入院治療を依頼したが、A病院側は、内科医の不在と重症患者が入院中で人手不足であることを理由に拒否。他の入院先を探し、ようやくD病院に深夜搬送されたが、翌朝死亡した。

A病院は当直医師が1人で交通事故の重傷者を診療中で手が離せない状況だったこと、脳外科が専門で、診療しても内科医のB医師の措置内容を上回ることは困難で他の専門医の診療を受けるほうが妥当と判断したことなどから考えて、医師法上の義務違反には当たらないとされた。

●千葉地裁昭和61年7月25日判決（判例時報1220号118頁）

〈概要〉

1歳の女児がA医院で診察を受け、気管支炎か肺炎の疑いで重傷と診断。A医師は小児科専門医がいるB病院に連絡し、救急車での搬送を依頼。搬送中にB病院からA医師に満床で入院不可との連絡が入った。B病院前に救急車を止め、入院が無理なら診察だけでもしてほしいと依頼したが、B病院は要請を断った。その後、C病院で受け入れが可能になり搬送したが、女児は死亡した。

当時B病院は満床だった。しかし、B病院小児科の担当医は3名おり、外来患者の受付中であったこと、同院の近辺には、小児科の専門医がいて入院設備のある病院はなく、ここで入院を断れば遠方に搬送しなければならないことをB病院の医師が認識していたこと、B病院の小児科病棟のベッド数は現在は6床であるが、以前は12〜13床のベッドを入れて使用していた。ベッドがすべて満床だったとしても、救急室か外来のベッドで応急の治療を行い、その間にベッドが空くのを待つことも可能だったことなどから、ベッド満床を理由とする診療拒否には正当事由がないとして、病院側に約2800万円の支払いが命じられた。

「普通の人」の寛容さも失われている

患者トラブルの中身は大体3つの層に分かれ、それぞれが広がりを見せている。私はこれを3層でできたピラミッドで構成されているととらえている。

ピラミッドの上層にあるのがモンスターペイシェント。この層が引き起こすトラブルは、暴言や暴力のリスクが高く、警察沙汰になることも多い。私のところにやってくる相談件数からいうとすでに高止まりの状態にある。

ピラミッドの中層部は「困った患者群」、つまりハードクレーマーたち。モンスターペイシェントのように警察沙汰になるようなことはあまりしでかさないが、とにかく自己中心的な態度で、各種の迷惑行為を長期にわたって繰り返す。ある意味、モンスターペイシェントよりやっかいだ。

ピラミッドの下層部は、クレームをつける普通の人。ただし、この普通の人も、以前に比べると寛容さが大

●トラブルを引き起こす患者は3層に分類できる

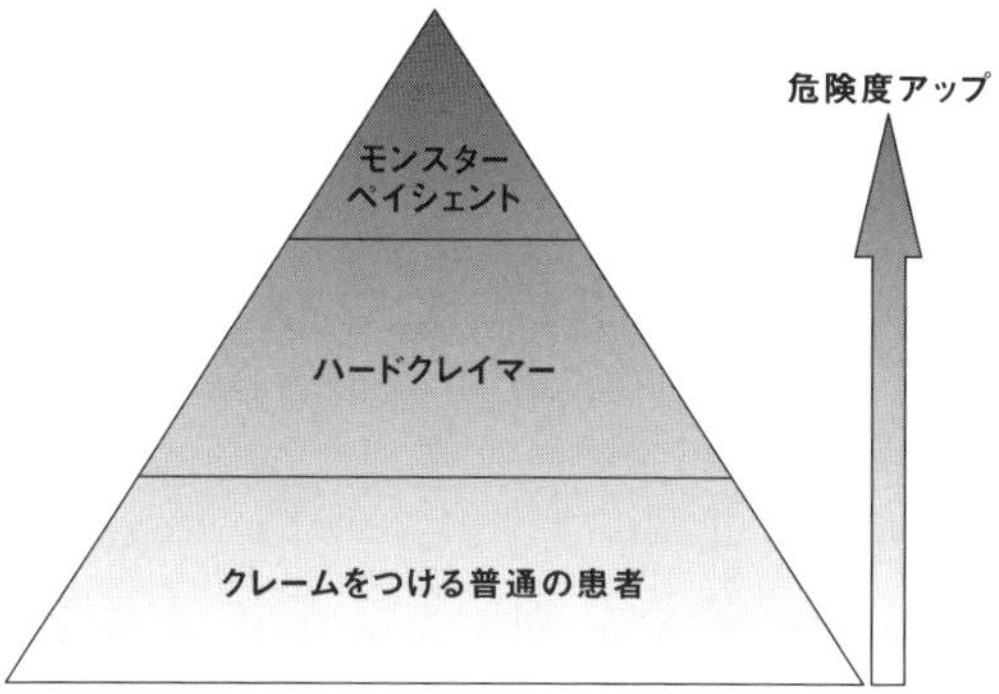

きく失われている。
患者トラブルの増加、そして悪質化には、次の4つの背景が影響しているような気がしてならない。

患者トラブル増加の4つの背景

第1の点は社会情勢。患者トラブルが急激に増え始めた1990年代は、経済のグローバル化が一気に進み、米国流の市場原理万能の考え方がまん延する一方で、年金や医療など社会を支えていたセーフティーネットの諸制度が次々切り崩され、「自己責任」という名のもとに「個人の安心」が放置されるようになった。もっとわかりやすく言えば、健康も命も、要はお金次第。経済の低迷やグローバル化などの影響で、世の中にさまざまなリスクが増大する中で、まずはわが身を守ることこそ大切であり、エゴと言われようと強く要求したほうが得策という意識が広がった、というのが私の分析だ。

景気低迷による経済の停滞に加えて、この先、少子高齢化が進めば、医療・年金などの社会保障のセーフティーネットはますます脆弱になり、自己防衛の意識はさらに強まるだろう。そうした底なしの不安の中で、自己防衛の意識が誤った方向に発揮され、モンスターペイシェントやハードクレーマーが多数生まれているのではないかと思う。

2つ目は、医療費抑制策などの外部環境だ。中長期的に見れば、医療費は抑制策がとられ、患者の自己負担増、規制緩和・民営化の流れにある。支払うお金が増えれば、患者は当然のように、医療にも「費用対効果」を求めてくる。あとで詳しく触れるが、治療効果は誰にでも同じように表れるわけではないし、中には効果が全く表れない場合もある。費用対効果の意識が強くなりすぎると、治療の効果が出ないのなら金は払わなくてもいい、となってしまう。

3つ目は、医療従事者の意識の変化だ。一般のサービス業では、顧客満足度の向上が叫ばれ、確かに接客サービスの平均レベルは、私が若かったころに比べると数段上がっている。その潮流はもちろん医療界にも波及し、「接遇研修」という形で「患者満足度を上げる」ことに取り組む医療機関が増えた。それはそれで悪いことではない。

だが、患者満足度を上げても問題患者が減るとは限らない。私が見る限り、接遇研修などで患者を「患者様」として迎えるように教育された医療機関は、モンスターペイシェントの格好のターゲットとなっている。問題患者がつけあがりやすい環境を、医療機関のほうで用意している形になってしまっているのだ。医療機関は接遇研修とは別に、患者トラブル対策も考えたほうがいい。

4点目は患者側の地域医療を守るという意識の欠如。医療費抑制策などによってもたらされた地域医療の急激な荒廃ぶりが、新聞などのメディアですでに何度となく報道されているが、患者側がちゃんと認識しているとはとても思えない。医療サービスは地域の限られた資源・公共財産であり、崩壊させないようにみんなで大事に使うという意識が欠かせない。しかし、それとはかけ離れた現実がある。

トラブルへの正しい考え方と心構えを身に付けよう

これまで多くの患者トラブルに対応した経験から言うと、私はマニュアル的なハウツー、スキル（システム・体制を含む）さえ学べば何とかなるという考え方は誤りだと思っている。ハウツー、スキルはトラブル対応の「必要条件」だが、それは「十分条件ではない」と考えているからだ。

では、十分条件とは何か。それはトラブルに対する正しい考え方、心構えを持つことだ。

医療機関を取り巻くこれらの環境変化を頭に入れたうえで、患者トラブルに対応する時に最も重要となる心構えを12の大原則としてまとめた。私が解決に関わった事例とともに紹介する。12の大原則を平時のうちからしっかりと心に留め置いてほしい。

第2章

トラブルを迎え撃つ12の「大原則」

私がトラブルに直面した時、どんな形で事実をとらえ、思考し、対策を考え、行動するか。その基本原則を12個にまとめた。対応に迷ったら、この大原則に立ち返って考えてみてほしい。

大原則 1

解決できないトラブルはない

どんな問題にも解決があることを
信じなさい。(ノーマン・ヴィンセント・ピール)

解決できないトラブルはない。これが、私のトラブルに向き合う原点といえるかもしれない。必ず何とかなる。こう心に決めてトラブルに臨む。どんなに難しい局面に直面しても、「何か打つ手があるはず」と自分を信じる。

「何だ、精神論じゃないか」と思われるかもしれないが、実践ではこういうところがとても大事になってくる。

トラブルに見舞われると、誰でも不安になる。不安になると、それだけで冷静にものを見ることができなくなり、対策を立てようにも、思考能力が落ちて、アイデアも浮かばなくなる。自信を失うだけで、その人のトラブル解決能力は、使い物にならないくらい落ちてしまう。だから、信頼できる人がいればどんどん相談すべきだ。トラブルに巻き込まれた際に、あらかじめアドバイスしてくれるネットワークをつくっておきたい。まずは各地区の医師会や私が所属する保険医協会などに一度相談するといいだろう。

私は、毎年延べ400件程度のトラブル相談に乗っているが、ここ数年で、解決しなかったケースは数少ない。だから、みなさんも「解決できないトラブルはない」と心に刻み込んでほしい。

挫折経験が私をトラブル解決に向かわせた

私は「解決」という言葉を、「トラブルをある時点で断ち切ることができて、それ以降、迷惑が及ばなくなる」という意味で使っている。なので、中には相談者が望んでいた結果に100%沿うことにはならなかったケースもあるが、少なくとも、トラブルの原因によって迷惑がかかる状況がなくなれば、医療機関は患者の診療に専念できる。この環境をつくり出すことが、1つのゴールになると私は考えている。

解決できないトラブルはない。私がこう思うようなったのは、振り返ってみると、過去の自分の挫折経験が影響しているのかもしれない。

私事で恐縮だが、11年前次女を病気で亡くした。まだ19歳だった。亡くなる前の何年かの間は、それこそ少しでも有効な治療法があると聞いては、すぐにそこに出向いた。しかし、症状は改善するどころか、少しずつ悪化していった。娘は体力を使い果たしながらも、自分の頑張りもあって、希望する大学にも入った。本当にまじめで読書が好きないい子だったが、親として何もしてやれなかったという無念さが今もつきまとっている。

守るべきものを守れないでいて、自分は一体何をやっていたのかと内心悔しかった。娘が病気と戦っていた数年間は私にとって全く先のことが見えなくなり、仕事も辞めようかと本気で考え、周りにも相談した時期だった。これが運命だとしたらあまりに残酷だが、眼前の事実は受け入れるしかなかった。

私はこの数年間の苦しい状況を逃れる気持ち（私の弱さの表れ）もあって、日中はそれまで以上に仕事に集中するようになった。この苦しい状況が、片手間としか思っていなかった仕事、特に「トラブル相談」に取り組む意欲に火をつけた。

相談を寄せてくるドクターにも、一切ためらうことがなくなった。相談者から話を聞いていて疑問に感じることは、たとえ相手が言いたがらないことでも、すべて聞き出すことを徹底できるようになった。娘が私の居場所をつくってくれたのだと今では思っている。トラブルの相談を受ける時、私は片手間どころか、本気で相談者と相対しているので、そばでやり取りを聞いているほかの職員たちは、時に私が相談者とケンカをしていると思うことがあるそうだ。

医療機関から毎日持ち込まれるトラブル相談を受けているうちに、最近、私は解決までの道のりをむしろ「楽しめる」ようになってきた。

少し長くなってしまったが、こうした経験があったらから、少々のことにはたじろがないようになったのかもしれない（もっとも、世界を見渡せば、私よりつらい経験をした人はあまたいるはずだが）。

どんな難局においても「何か打つ手があるはず。道は開ける」と信ずる者だけが、解決にたどり着く。それを忘れないでいてほしい。

大原則 2

トラブルから逃げてはいけない

人生で経験したすべての逆境、トラブル、障害が、
私をまっすぐにし、強くしてくれた。（ウォルト・ディズニー）

トラブルが起きるのは誰にとっても嫌なことだ。だから、見て見ぬふりをしたり、解決を先に延ばしたりするケースがよくある。

「医者たるもの、もめ事はみっともない」「金持ちケンカせず」などと、自身の臆病さを隠して何もしないでいるドクターがいる。一昔前ならこういう対応でもトラブルをやり過ごせたかもしれないが、モンスターペイシェントやハードクレーマーにこういう態度を取っていたら取り返しのつかないことになる。

放置していたら、トラブルはどんどん大きくなる。職員は疲弊し、職場からは活気が失われていく。それによって、職員が次々と離職すれば、医療機関の存続すら危ぶまれることになる

だろう。

だからこそ、トラブルは小さな芽のうちに摘み取るのが一番効果的なのだが、現実はなかなかそうもいかない。私が相談に乗ったケースでも、「どうしてもっと早く手を打たなかったのか」と思うようなトラブルがしばしばある。そんな事例を1つ紹介しよう。いつもどおり、私は電話で相談を受け、指示を出している。患者の問題行動を放置していたら、職員の失言という〝アクシデント〟が起こり、火に油を注いでしまったというケースだ。

トラブル事件簿01

1年半にわたって続いた問題行動

「非常に扱いに困った患者がいるんです。ただ分が悪いことに、先日うちの職員がたまりかねて、この患者に失言をしてしまったんです。そしたらやれ『名誉毀損《きそん》だ』、やれ『訴える』と息巻いてきて……。今後どう対応したらいいか教えてほしいんですが」

大阪府北部で整形外科医院を開業するO院長からの電話だった。患者とのトラブルで名誉毀損が話題になるようなケースは珍しい。一体どんな内容なのかを確かめるため、私はしばらく院長の話に耳を傾けた。

問題の患者は独り暮らしの65歳女性Y。他の病院で右大腿骨頸部骨折の手術を受けたあと、リハビリ目的で1年半ほど前からO医院に通院するようになった。

Yは通院の当初から、ささいなことにクレームをつけ、暴言を吐くトラブルメーカーだった。しかも、受診は決まって診療時間が終了する間際。そんな時間に来ておきながら非常識なまでに長い時間トイレに入っていたり、その後の手洗いに30分以上も時間をかけたりしていた。早めの来院をいくら要請してもYは聞く耳を持たず、さらに待合では他の患者に悪態をつくなどの行為を1年半にわたって繰り返していた。

こうした一連の問題行動に業を煮やした医院側はようやく重い腰を上げ、Yを呼んで話し合う場を設けた。対応に当たったのは、事務長と診療スタッフの責任者である理学療法士。2人は問題行動を改善してほしいと伝えたものの、Yは意に介さず、話し合いを始めてから1時間近くが経過しても、「医院側の接し方にこそ問題がある」と繰り返すばかりだった。

「そんな時だったんです。職員が失言してしまったのは」。こう語るO院長に、私は尋ねた。

「失言って、何と言ったんですか」

「それが、他の患者のうわさで耳にしたことらしいのですが、『Yさんは無銭飲食をしたそうじゃないですか』って……」。

「えっ、そのうわさは事実なんですか」

「いや、わかりません。確かめようもないですし。でもこの発言に、Yは烈火のごとく怒り出しました。『うわさって、誰がそんなこと言うとるんや。誰だか言うてみい。そんなこと言うとったら、名誉毀損で訴えるぞ。人をばかにしよって』という具合です」
「その後はどうなったんですか」
「怒り狂ったYは、私がほかの患者の診療中だったにもかかわらず、診察室にまで乗り込んできたんです。こちらもすっかり動揺してしまい、ひたすら平身低頭しておわびしました。その結果、何とかその場は収まりましたが、これから先どんなことが起こるかと思うと不安で、電話させてもらったんです」

尾内流解決術

毅然とした対応ではね返す

これでひと通り事情はつかめた。話を聞き終えたところで、私が気になったのは、YよりもYに失言をした職員のほうだった。そこで、彼の人柄について尋ねてみた。するとこの職員は元来、責任感と正義感が強く、患者からも職員からも信頼が厚いとのこと。また、Yの度重なる迷惑千万な振る舞いにもこらえ続け、人一倍丁寧な対応をしてきたという。

それを聞いて、私は、O院長に対して以下の4点をアドバイスした。

第1に、Yはおそらく社会的弱者なのだろうが、だからといって、わがままな行動をこのまま許しておいてはいけない。そもそも1年半にもわたってこの状態を放置していたことを、院長として大いに反省すべきだ。今後はＹの迷惑行為を許容したり、無理な要求を飲んだりするようなことが絶対にあってはならない。この心構えこそが一番大事である。

第2に、職員の失言とＹの問題行動を同列にとらえてはならない。Ｙの行為は明らかに営業妨害に当たるものであり、職員は皆、長期間、精神的苦痛にさらされ続けてきた。それを考えれば、職員の失言は、同情の余地があり、十分にしん酌されるべきだ。

第3に、今後のＹに対する具体的な対応策として、「訴えるぞ」と言ってきたら、「訴えるなら、どうぞ」と冷静に切り返し、いなしてほしい。私の経験上、自らの問題行動を棚に上げながら、医療機関の非をあげつらう連中の「訴えてやる」という口上は、ほとんどはったりととらえているし、現実にそうだった。従って、淡々と応じればいい。迷惑行為に対しては、「これ以上、続けるなら、法的対応を前提に弁護士と相談することになると思います」ときっぱり告げる。聞く耳を持たなければ、弁護士名で法的プロセスに入る意思を示す内容証明郵便を送りつけるのがいいだろう。

第4に、この先、問題がこじれてしまった場合に備えて、Ｙの1年半にわたる問題行動を時系列で文書にまとめておく。こうした記録は、警察に相談することになった場合に活用できる。

後日、Ｏ院長からもらった電話によると、その週のうちに私のアドバイスをすべて行動に移したとのこと。院長や職員のこれまでにない毅然とした対応にＹは驚いた表情を浮かべ、明らかに動揺した様子を見せた。そして、この日を境に来院しなくなったそうだ。

トラブルの教訓

逃げても追いかけてくるのがトラブルの怖さ

もし、O院長がもう少し早く手を打っていれば、職員は1年半もの間、苦しまずに済んだはずだ。当然、職員が失言することもなかった。このケースでは、幸いなことに職員が退職したり病気になったりしないで済んだが、私が関与した別のケースでは、問題患者を野放しにしていた結果、矢面に立っていた職員の精神状態が不安定になったり、モチベーションが下がって退職者が相次いだりした。

トラブルと借金は、日を追うごとにどんどん大きくなって、逃げても逃げても追いかけてくることを肝に銘じてほしい。

大原則
3

最悪のシナリオを考えておく

3重の用心は2重の用心に勝る。（ラ・フォンテーヌ）

トラブルが恐ろしいのは、次にどんな展開になるか見えないからだ。相手の心理を完全に読み切ることはできないし、もっと怖いのは、職員に暴力などの危害が及ぶこと。だからこそ、常に最悪のシナリオを考えて、対策を考える姿勢が大事になってくる。安全のマージンを十分とって対策を立てていれば、相手が予想外の反応をしても、あたふたせず冷静に対応することができる。

安全のマージンとは、平たく言うと、患者との不意のアクシデントや予想外の反応に備えて、2重、3重の対策をとることだ。具体的には、警察や警備会社との連携と連絡体制の確保、患者との想定問答の作成、面会時の安全確保、会話の録音など、ケースによって準備する内容は変わってくる。そして、大切なのは、院内の全職員が同じ意識で問題患者と向き合い、応対すること。この安全マージンに着目して、実例を見てみよう。

トラブル事件簿02

薬が効かない、責任を取れ！

「非常にキレやすい患者がいて困っています。すぐに激高して『訴えたろか』とか『痛い目に遭いたいのか』と暴力的な言葉を吐き、しかも『タダで目を治せ』と言ってきています。どうしたらいいのでしょうか」

また、眼科医からの電話だ。偶然かどうかわからないが、このところ立て続けに眼科医からの相談に乗っている。眼科は、比較的トラブルの少ない科目と思っていたが、考えを改める必要がありそうだ。

問題の患者は21歳男性。麦粒腫（大阪では〝めばちこ〟という）の治療で、2カ月ほど前に来院した。初診時に切開手術を選択し、翌日、翌々日と来院。4日目に4日分の薬を出した。院長は、まだ治療を続ける必要があると考えていたが、その後、来なくなった。

ところが、その1週間後くらいに、患者から突然電話がかかってきた。最初からケンカ腰なもの言いで、そのうち怒り出した。

「おまえのところでもらった薬は全然効かない。知り合いがくれた紫色の薬のほうがよく効く。どういうつもりで薬を出しとんのや。そっちにも、知り合いのと同じ紫色の薬があるやろ。なぜ、それを出さないんだ」

「まず、治療を受けに来てくださ い。それと、念のため、その紫色の薬の名前を教えてもらえませんか」とスタッフが言うと、こうまくし立てた。

「もう、使い終わって、手元にないわ。薬をくれた知り合いも、遠くに行ってしまって……。そんなことより効かない薬を出した責任はどうなんや。そっちに何日通ってもなかなか治らん。そんなもん、治療代を払う義務なんてないで。効かない薬を出した責任はそっちにある。タダで治せよ。当然やろ。近いうちにそっちに乗り込むからな」

電話では、こんなやり取りがしばらく続いたそうだ。

尾内流解決術

全スタッフに対応方法を浸透させる

私は、院長に追加で少し聞いた。

「この患者は、今回、初めて来院したのですか」

「いや、以前から何度か来ており、調べてみたら、15歳の時、初めて受診しています。麦粒腫の治療をしたこともあったし、うちで視力検査をして眼鏡をつくったこともあります」

これまでの話を聞いて、私はこう推測した。患者は麦粒腫の治療を受けたものの、その後の経過が思わしくない。もう一度診療を受けたいが、何らかの経済的な事情で治療費にお金を回せない。そこで、「治りが悪いのは、眼科医院の治療が悪いからだ」と難癖をつければ、タダで治療してくれると踏んだのではないだろうか。

この推論を院長に話すと、「実は私もそう思っているんです。患者が普通に診療を受けてくれさえすれば、何とかしてあげられるのですが。とにかく相手は体格もよく、キレやすいので不安なんです」との答えが返ってきた。院長はおびえながらも、患者を心配していた。

「患者は『近いうちに乗り込む』と言ったそうですが、私の経験では、スタッフが患者に対して安易に謝罪せず、毅然と対応したので、もう来ない可能性が高いと思います。しかし、油断は禁物。乗り込んでくることを前提に、準備しておかなければなりません」

そのことを告げ、取りあえず思いつくまま4点をアドバイスした。

第1に、患者は「痛い目に遭いたいのか」などと脅迫めいた発言をしていることから、暴力をふるってくるという最悪の事態に備えたほうがいい。そこで、今回のトラブルの経緯をまとめたメモを携えて、近くの警察署に出向き、相談すること。また、最寄りの交番の電話番号も調べて、メモを電話の近くに張っておく。

第2に、問題の患者が来院した際には、「診療時間外に別に時間を取って話を聞くので、今は落ち着いて治療を受けてほしい」と最初に伝える。診察時には、できるだけ立ち入った話は避け、冷静に患者と向き合うこと。そして、時間外に患者と会う時は、絶対に1人で対応してはいけない。事務長と2人で、場合によってはもう1人、隣室に待機させておいてもいいと思う。

第3に、患者は昔からこの医院に通っており、院長との付き合いも長い。全く話が通じない間柄ではないはずだ。会話の糸口ができて、患者の攻撃的な行動の裏に経済的な事情があることがわかれば、話し合いの終わりごろに、何らかの形で相談に乗る用意があると譲歩してもいいのではないか。

ポイントは、どのタイミングで譲歩案を出すかだ。話し合いの最初に出してしまうと、相手につけ入るすきを与えることになるので、避けたほうがいい。

第4に、スタッフ全員にも、この患者との間でトラブルが起きていることを話し、対応の足並みをきちんとそろえておくこと。万一、患者が暴れたり、危害を加えそうになったりしたら、ためらうことなく警察に電話するように徹底しておかなければならない。

院長はこのアドバイスを聞き入れ、すぐに行動した。警察にも相談に行き、いざというときの協力を取り付けた。また、スタッフを集め、トラブルの経緯を説明し、危険を感じたら躊躇することなく、警察に連絡をするように指示を出した。

このように周到に準備したのだが、その後、患者は現れていない。医院に平和な日々が戻り、院長は胸をなでおろした。

トラブルの教訓

いざというときのパイプを築いておく

この事例は、患者が行動を改めたわけではないので、全面的に解決したとはいえないが、相手が暴力をふるいかねない場合の対応方法の参考にしていただければと思う。職員の身に危険が及ぶことが懸念される時は、警察との連携など、最悪の事態への備えが欠かせない。

強調したいのは、たとえ患者がやって来なくても、医療機関側の準備が無駄になったわけではないということ。これにより警察とのパイプができたし、今後何か問題が起きた時に、このパイプを生かすことができるからだ。警察との連携は、患者トラブルへの対策を講じる際の1つの柱となる（220ページ参照）。また、暴力対策については、88ページで詳しく触れる。

大原則4 ファンがある日、クレーマーになることも

平時はみんな善人なんです。（中略）それが、いざという間際に悪人に変わるんだから恐ろしいのです。（夏目漱石「こころ」）

日々患者トラブルに接していて、最近、痛感するのは「患者の忍耐の許容範囲は狭くなっているな」ということ。患者側の態度が、おかしくなってきている。「どうしてこんなことで怒ってしまうのだろう」「こんなことぐらいで、不満に思うのか……」。「こっちは金を払っているんだから、偉いんだぞ。失礼があったら許さないからな」と言わんばかりの患者を少なからず目にするようになった。

1990年代、医療界に「患者様」という言葉が持ち込まれた。ちょうどそのころから、患者の受診態度もおかしくなったような気がする。「医療もサービス業だから、お客様は偉い」という考え方に私は違和感を持つ。業種で分ければ、確かに医療もサービス業だが、飲食業や物

販業、ホテル業などとは明らかに違うところがある。それは、医療が公共的性格を持つサービスであるとともに、医療行為を介在させているからだ。医療行為は、一般のサービス・商品とは明らかに一線を画する。

「遊び」がなくなったからギクシャクする

ご存じの通り、日本の医療サービスは、医療保険制度という公的保険の上に成り立っている。私のようなサラリーマンであれば、保険料は賃金の額に応じて徴収され、医師が必要と判断した医療サービスが現物として患者に提供される。もともと、患者本人の窓口負担は無料だったが、その後に有料化されたうえ、負担割合は徐々に引き上げられて、サラリーマンは現在3割負担となった。医療の利用料が高くなったことで、医療も決して特別なサービスではなく、他のサービスと同様に「費用対効果」で評価する傾向が強くなってきたのではないかと思う。

「金を払っているのだから、わがままを全部聞け」という態度を取るのは、そもそも社会人の常識としておかしいし、暴論である。そういう患者の多くは、病医院を「医療サービスを売る店」と見て、このように接してくる。

医師というのは、国が多額の補助金を投じて育成した非常に貴重で限られた資源であり、国民が大事に利用していかないといけない財産だ。特に、医療崩壊が叫ばれる中、自分の身勝手な要求を振りかざして医療現場に必要以上の負荷をかけるのは、公共の利益に反し、断じて許されるべきことではない。

車を運転する方ならわかると思うが、ハンドルにもブレーキにも「遊び」が必要だ。この「遊び」の部分がないと、急にハンドルが切れたり、ブレーキがかかったりして、運転がギクシャクする。「遊び」は運転をスムーズにするいわば潤滑剤といえるのだが、現代人も「効率」に追い回された結果、寛容さが失われ、コミュニケーションがギクシャクするようになってきているると思えてならない。ささいな感情のもつれがきっかけで、怒りを爆発させる患者が増えてきたのである。

トラブルの相談を受けていて、結構目につくのは、常連患者がある日、問題患者に一変してしまうパターンだ。その原因がサービスの不備にあるのならまだしも、関係者が思いもよらない小さなことだったりする。

いい患者が問題患者になっていったケースを紹介しよう。

トラブル事件簿03

話し相手欲しさでトラブルメーカーに

「困った患者がいるんです……」

午後3時を過ぎたころ、ある診療所の事務長からこんな電話が入った。

困った患者とは、60代後半の男性Aさんのこと。とにかくよく来院する患者で、いわばこの診療所の〝常連〟になっているのだという。

しかもAさんは仕切りたがり屋で、世話好きときている。朝の診察には必ずといっていいほど一番にやってきて、あとから来院する患者たちにしたり顔でいろんなことを話す。また、職員によく食べ物の差し入れもしているそうだ。

その程度のことなら、さして困らないのではないかと思うかもしれない。だが、問題はAさんとほかの患者の会話内容にある。以前はとりとめもない話ばかりだったが、最近になって、診療所の悪口を言いふらすようになった。

「それが根も葉もないものだから始末が悪い」と事務長。何でもAさんは、「この診療所は、受付が勝手に薬を出している」などと言いふらしているのだとか。そのことが話し相手をさせられている患者を通じて、事務長の耳に入った。それも複数の患者から。事務長は「ただごとではない」と困惑し、私に電話をかけてきたのだった。

悪口を言う一方で、今も毎日のように診療所に通い詰め、時折、職員に差し入れをしている。その行動は奇妙だし、確かに困ったものである。

相談内容をひと通り聞き終えた私は、事務長に、この件に関してAさん本人に直接、問いただしたかどうかを尋ねてみたが、「まだ直接確かめていない」と言う。別の患者から聞いたうわさを根拠に問いただすのもどうかと思っているようで、「ひょっとして何かの間違いということもあるかもしれないし……」と二の足を踏んでいる様子だった。

ならばと、何か思い当たる節がないかを尋ねてみた。しかし、「職員にも聞いてみたが、特に何もない」との返答だった。

尾内流解決術

強気のスタンスで患者と直接交渉

解決の糸口を探すため、今度はAさんのパーソナルな情報について尋ねた。

「Aさんのご家族は？」

「今は、独りで暮らしていると聞いていますが……」

「このAさんって、どんな感じの方なんですか」

「昔は、大手企業の管理職だったそうです。何かと自慢話が多くて、ほかの患者さんたちは話しかけられるのを嫌がっているようですけど」

ここまでのやり取りで、いくらか事情がつかめてきた。Aさんには今、家族がいない。だから、身近な話し相手欲しさに、診療所通いを続けているのかもしれない。

ただ、合点がいかない点もあった。さびしさからおしゃべりに興じるのはわかるとして、診療所のあらぬうわさまで立てるのはどうしてなのか。この状況では、あれこれ考えるのではなく本人に話を聞くのが一番効果的だ。

私は事務長に、「あなたが直接、Aさんときちんと話す必要がある」と伝えた。話をする際には、「間違っていたら申し訳ないが、ほかの何人かの患者から耳に入ってきた」と前置きしたうえで、なぜありもしないことを言うのか、しっかり問いただす。そして、もしAさんがシラを切るようであれば、「今回の件が名誉毀損に当たるかどうか、顧問弁護士に相談しようと思っている」と、強気に出るようアドバイスした。

強気のスタンスで対応することにしたのは、大手企業に勤めていたという経歴から、Aさんは多少責められたところで、ビクともしない可能性があったからである。だが、後日、事務長から話を聞くと、Aさんは割と素直にそれまでの行動について話してくれたそうだ。

Aさんが診療所の悪口を言い始めたのは、次のような理由からだった。

以前は診療所の職員が話し相手になってくれていたが、最近は患者が増えて忙しくなり、あまりかまってもらえなくなった。それを不満に思っていたAさんは、職員を少し困らせてやろうと、受付の対応が悪くなったとか、受付は勝手に○○しているなどと、診療所の悪口をほかの患者に言ったのだという。そうすれば、「きっと自分のほうに目を向けてくれるだろう」と、Aさんは勝手に思い込んでいたらしい。

私はこれを聞いて正直、驚いた。あまりに子どもじみた理由だったからである。おそらくA

さんは、退職前は取引先などからちやほやされる存在だったのかもしれない。「常に自分が中心で特別待遇を受けていないと気が済まないタイプ」の可能性がある。

結局、事務長は「診療所として、職員にあなたのお話をちゃんと聞くよう指示するが、かといってほかの仕事もあるので、ゆっくりと対応できないこともあり、そのあたりはぜひわかってほしい」と丁寧に告げたという。それでAさんは納得してくれ、一件落着となった。

トラブルの教訓

原因を決めてかかるのは厳禁

トラブルの原因について、事務長に思い当たる節がなかったのは当然かもしれない。職員がちょっと突き放し気味な対応を取ったからといって、それが原因で悪口まで流されるとは……。このケースのように、患者に関するトラブルは、こちらが思いもよらない出来事が引き金となって起きることがよくある。そのため、解決策を考える際に、原因を決めてかかるのはよくない。

ちなみに、このケースで、私が少し危惧していたのは、相手が大手企業のそれなりの役職を務めていたということ。もちろん全員が当てはまるわけではないが、私のところに持ち込まれるトラブルの相手として、しばしばこういうプロフィールの人物が登場する。彼らには、プライドが高い、知恵が回り、弁舌にたけている(論理的に落ち度をついてくる)、という共通の特徴があるので、医療機関は対応に苦労することが結構多い。

パーソナルな部分にもケアが必要

長年通っていた患者が急にクレームをつけ始めたケースをもう1つ紹介しよう。患者は通院歴17年の80代の女性。少し前に、診察室に入る前のシステム（中待合の人数を絞り込んだ）を変更したところ、来院のたびに、「なぜ少人数にしたのか」と職員をつかまえては何度も説明を求めた。

もともと何かと文句の多い人だったが、今回ほどしつこく苦情を言ってくることはなかった。さらに最近になって、診察を待っている間、周りの患者にクリニックの悪口を言いふらすようになった。患者の態度はなぜ変わったのか。先の例と同じで、診療所側にはどうしても思い当たる節がなかったので、院長から相談を受けた私は、この患者のパーソナルな情報を集めるように指示をした。

この患者には息子2人、娘1人がいたが、娘は少し前に亡くなり、落ち込んで家にこもりきりなった時期があったという。息子は2人とも独身で近くに住んでいる。話し相手だった娘が亡くなり、長男の扶養に入っているが、孫やひ孫がいるわけではなく、近所の老人たちとはほとんど交流がないらしい。

とすると、このクリニックに来て話をすることが、この患者にとって「唯一の外部との交流」だったのだろう。ところが、その交流の場（中待合）を勝手に狭められた（人数を減らされた）。そのことが、どうにも我慢ができなくなったのではないだろうか。

実はこのクリニックの院長は接遇に力を入れており、「患者様を絶対に嫌な気持ちで帰さない」をモットーとして掲げていた。当然、患者もこのモットーのことを知っていたので、診療所に裏切られたという思いもあったに違いない。

このように長年通い詰め、ある意味、ファンであった患者でさえも、その人が置かれたパーソナルな状況の変化によってクレーマーに変わることがある。

常連患者が急にクレームを言うようになったら、医療機関側に落ち度がないか調べるとともに、患者から話をじっくり聞いて、その人のパーソナルな部分にも目を配り、ケアしていくことが極めて大事になる。

大原則
5

早期対応が早期解決のカギ

小さな火は早く消すことができるが、これをほったらかしにしておくと川でさえ消すことができなくなる。（シェイクスピア）

初期対応をうまくやればトラブルが軽く済むということは、どんなトラブル解決本にも載っている基本中の基本。みんな頭ではわかっている。しかし、実践となるとなかなかできない。それはなぜだろうかと考えてみると、最終的には、院長の経営姿勢や病医院の組織風土に行き着くと思う。

トラブルはあってはならないことだ、患者とトラブルを起こすのは職員の対応に至らない部分があるから……。組織にこのような誤った考えがまかり通っていると、初期対応がおろそかになり、トラブル解決まで時間がかかったり、こじれたりしやすい。

「トラブルはあってはならない」という経営風土のもとでは、職員がトラブルの存在自体を隠そうとしたり、見て見ぬふりをしようとしたりする。「いつか誰かが何とかしてくれるのではないか」「時間が解決してくれる」などと考え、トラブル解決へのアクションを誰も起こそうとしない、といった状況が起きやすい。

また、「患者とトラブルを起こすのは、職員の対応に至らない部分があるから」という考え方にとらわれている人や職場も依然として多い。医療職に携わる方たちは、みなさんまじめで責任感が強い。どんなに患者がわがまま勝手に振る舞っても、ひょっとしたらその原因は自分にあるのではないか、と思い悩む人が珍しくない。こうした風潮の職場では、トラブルを起こした当事者に責任が押しつけられてしまいがちだ。

トラブルに関わった職員は、自分に落ち度があったかもしれないと悩み、傷つき、落ち込んでいる。その人に対して、今度は味方であるはずの組織のほうから「おまえの責任だ。自分で何とかしろ」と攻撃したら、完全に追い込むことになってしまう。現場がバラバラの状態で、トラブルを解決することなどできるわけがない。

強い組織ほど、トラブルを前向きにとらえる。問題のありかを組織全員で認識し、全員で解決策を考え、実行する。逆に弱い組織ほど、トラブルを後ろ向きにとらえ、見えないように隠したり、誰かのせいにしたりする傾向が強い。

次に紹介するケースも、トラブルを放置していたために、患者の傍若無人な行為がさらにエスカレートして、手をつけられなくなってしまった。

トラブル事件簿04

ハードクレーマーだった患者

「本当にどうしたらいいのか。主人も最近は体調を崩してしまっているんです。その女性患者はここ何年も、待っている間に受付の職員や、ほかの患者さんにずっとクリニックの悪口を言い続けていて……。もう来てほしくないのに、今でも毎日のようにやってくるんです」

相談を寄せてきたのは、大阪府南部にあるGクリニックの院長夫人。クリニックの事務長も兼任しているとのことだった。落ち着いた感じの声色であったものの、言葉の端々からは、精神的に相当まいっている様子が伝わってきた。何とその患者の問題行動は、4～5年も続いているのだという。早速、詳しく話を聞いてみることにした。

患者のE子は40代の前半。夫も子どももいるそうで、開業1年後ぐらいから、Gクリニックにかかるようになった。

「最初のころ、E子との間に何かトラブルはありませんでしたか」

私はまず、相手が嫌がらせをするようになった原因に心当たりがないか尋ねてみた。だが、夫人の答えは「ノー」。診療所側に思い当たる理由は何もないとのことだった。

そうであれば、あとは事実を丹念に洗っていくしかない。そこで、次々と質問をぶつけてみた。

「悪口を言い始めたのは、初めからでしたか、それとも途中からでしたか」

「しばらくしてからだったと思います」

「もう1つ教えてもらえますか。クリニックの患者数は1日どれくらいですか」

「今は1日当たり200人前後です。この1、2年で患者さんが増えてきて、この地域の診療所の中では、患者さんが多いほうだと思います」

私は夫人の答えを聞いて、ピンと来た。患者数が増加したせいで職員の接遇に問題が生じるようになったのではないか。早速その話をぶつけると、「確かに患者1人に割く時間が次第に取れなくなり、開院当初に比べれば、全体としてかなり事務的な接遇になってきたかもしれない」という。

ただ、話を聞く限り、接遇をおろそかにしているわけではないこともわかった。何より、「あそこの診療所は対応がいい」という評判を聞きつけ、やってくる患者が多いというのが、そのあかしといえる。

職員の態度が本当に悪いのならいざ知らず、どうもそうではない。こうなると、残る可能性はただ1つ。迷惑行為を意図的に繰り返す、単なる〝困った患者〟だということ。

この読みに従って、さらに夫人に質問を続けた。

「E子が通院している診療所は、ほかにもありますか?」

「今はうちだけのようです。少し前に近所のドクター何人かに聞いてみたのですが、E子のことを知っていました。どうも、どの診療所でも、同じように待合で悪口を言いふらしていたようです。よそでは職員が注意したら来院しなくなったようですが、うちでは邪険に扱うのもどうかと思って……」

この答えにようやく私は合点がいった。やはりE子はいわゆる世間でいうところの「ハードクレーマー」とみていい。診療所にかかっては、ささいなことに文句をつけ、注意されたら近所にあるほかの診療所を新たに受診して、同じ行為を繰り返す。運悪くターゲットにされてしまったのがGクリニックだった、というのがおそらく真相だろう。

一方、Gクリニックが、悪口を言い続ける患者を長年にわたって放置してきたのも問題だ。そのことを夫人に問うと「家も近くですし、何か言って診療拒否と騒がれても困るので」との答えが返ってきた。

患者を不快にさせない接遇を心がけるのはいい。しかし、患者の要望を何でもかんでも聞く必要はない。そうした過剰な接遇を患者が「当然のこと」と思うようになると、少しでも事務的な扱いをされた時、逆にキレやすくなる。

E子は、「Gクリニックは患者に優しい医療機関だから、診療拒否などできるわけない」と足元を見透かしていたのに対し、クリニック側はすっかり臆病になっていた。

尾内流解決術

警察の力で迷惑行為を封じ込める

特異な人物に遭遇し、相当面食らったとは思うが、医療機関の危機管理という面では、こうしたストーカー的な嫌がらせを行う患者には断固として立ち向かい、行動を改めてもらう必要がある。そのため、夫人にはとにかく我慢の必要はないと念を押したうえで、次のアドバイスをした。

第1に、最寄りの警察署に「被害届」を出す。E子は警察沙汰にならないように、巧妙に振る舞っていたように見受けられる。しかし、話を聞いていると、刑法233条の業務妨害罪に抵触する疑いもあると思われた。そこで、最寄りの警察署に相談に行き、「被害届」を出してみる。その際、この患者がたどった経緯を簡潔にまとめたメモを持参すること。

第2に、警察に被害届を出しにいった際、地域係や防犯係などに相談して、時折、警察官に巡回してもらうようにする。また、警察官の巡回先であることが来院する人にすぐわかるように、警察署で販売されている「警察官立寄所」のプレートを購入し、クリニックの表に掲示する。

夫人は、警察に相談することなど考えてもいなかったので、私のアドバイスを聞いて少し戸惑っていたようだったが、「今の状態を放置していると、被害はどんどん拡大するだけ。すぐにカタをつけましょう」と私が説得したところ、最後には納得してくれた。

果たして、この患者はその後どうなったのか。気になっていたところ、後日、院長夫人から電話が入った。

警察には民事不介入という原則があり、従来、こうした案件は取り合ってもらえないことが多かったが、その方針も最近は少しずつ変わってきている。持参したメモの効果があったのか、警察は、クリニックの院長・スタッフが非常に切迫した状況にあることをわかってくれたようで、積極的に動いてくれた。E子と連絡を取り、事情を聴取してくれたそうだ。それでおじけづいたのか、E子はGクリニックを訪れなくなった。

トラブルの教訓

早く着手すれば小さな被害で済む

Gクリニックは、クレーマー患者の餌食になった、運の悪いクリニックのように見えるが、果たしてそうなのか。私は違うと思う。

クリニックを構えている以上、どんな患者がやって来るかわからない。このケースでは、患者E子は脇の甘い医療機関を物色していたようである。それでお眼鏡にかなったのがGクリニックだった可能性がある。クリニックを構えたなら、たちの悪いクレーマーが来ても、対応できる準備をしておかなければならない。

多くの医療機関が恐れているのが、診療拒否(あるいは応召義務違反)だと患者に騒がれること。医師法第19条に、医療機関はよほどのことがない限り、どんな患者が来ても診療を拒否してはならないと定められている。悪意のあるクレーマーの中にはこの規定のことを振りかざし、やりたい放題振る舞う者もいる。

私は、迷惑行為があり、患者と話し合っても解決しないケースでは、診療拒否してもよいというスタンスを取っている。もちろん拒否する場合は、患者が治療を継続できるように他院を紹介するなど、最大限の配慮をする。こういうスタンスでいたほうが、対策を考えるうえでの選択肢が広がるし、クレーマーに対して毅然とした態度を取りやすくなる。

話が少しそれたので元に戻そう。このケースは無事解決の運びとなったが、クリニック側が被害に苦しんだ時間があまりに長かったのも事実。やはり、トラブル解決の鉄則はできるだけ早期に対応すること。解決の先延ばしは、被害を拡大させるだけだ。トラブルが起きているのに見て見ぬふりをするのではなく、現場の全スタッフからトラブルの火種を吸い上げ、解決に向けて知恵を出し合うことが欠かせない。

大原則 6 クロージングをしっかり決める

百里を行くものは九十里を半ばとす。(「戦国策」)

一般企業の営業活動で、契約書にハンコやサインをもらって契約を結ぶ最終プロセスのことを「クロージング」と言う。いくら相手がこちらの話を熱心に聞いてくれても、買うか買わないかの最後の決断を促すクロージングが下手だと、営業成績は上がらない。つまり、結果が出ない。これはトラブル解決においても同じことが言える。

医療トラブルのクロージングは、通常の商取引のような形式を踏んで終わることはまずない。もちろん、トラブルの原因が医療機関側にあるかどうかでも大きく違うが、医療機関側の誠実な対応によって、患者側の態度が変化することが多く、途中でいきなり解決したり、あるいはトラブル自体が自然消滅したりすることもある。このように円満に終わってくれれば何も言うことはないが、トラブルの初期にせっかくいい対応をしていても、最後のところで手を抜いてしまうと、せっかく収束しかけていた相手の怒りが再燃するどころか倍増してしまう可能性がある。

次に紹介するのは、その典型的な例だ。

トラブル事件簿05

鎮火寸前のトラブルが再燃

「ある女性患者の夫から、『おたくの対応はひどすぎる。わび状を持ってこい』と電話で突然、怒鳴られたんです。どうしたらいいのでしょうか」

大阪市南部で皮膚科・泌尿器科診療所を開業するK院長からの電話だった。これだけでは事情がよくつかめないため、そのまま話を続けてもらった。

患者は、定期通院している60代の女性Aさん。今回のトラブルの発端となる出来事は1週間前の来院時に発生した。その日は月の初めだったことから、Aさんは受付で国民健康保険の保険証を提示。ところが事務職員が中身を確認すると、保険証には別の患者Bさんの名前が記されていた。

「これ、Aさんの保険証ではないようですが」。事務職員がそう切り出したところ、Aさんは初めて、自分が別人の保険証を持っていたことに気づいた。

「だったら私の保険証はどこにいったの？　私はこれ1枚しか持っていないのよ」とAさん。これに対し事務職員は「そうですか。Bさんはうちの患者さんでもありますので、話を聞いてみますね」と応じた。

事務職員は早速、Bさん宅に電話を入れたが、Bさんは留守だった。そのことを事務職員がAさんに伝えると、こんな言葉が返ってきた。

「おたくが間違ったんじゃないの？」

これを聞いた事務職員は責められた気がして、小声ながら次のように応じた。

「間違って渡すことはまずあり得ないと思いますが……。一応、調べてみます」

この返答にAさんは明らかに不快そうな表情を浮かべ、その場をあとにした。

昼過ぎに事務職員がBさん宅に再び電話したところ、Bさんが出たので事情を話すと、案の定、Bさんの手元にAさんの保険証があった。

「同じような色のカードだったから、私が間違ったのかしら」とBさん。だが、すぐにそれを打ち消した。「いや、あの日は受付の人がこれを私に渡してくれたはず。派手な化粧をしている若い職員の方だったから、よく覚えているわ」

その職員は、20代前半のX。夜診担当で、とかく仕事を早く切り上げようとするところがあった。Bさんの話から、Xが保険証を渡し間違えたことは明らかだった。

Bさんは診療所のすぐ近くに住んでいた。この電話の数分後、Aさんの保険証を届けに来院し、代わりに自分の保険証を受け取って帰った。

この時点で事務職員は、一連の経緯をK院長に報告した。院長は「すぐにAさん宅に電話をかけ、夜診担当の若い受付職員が中身を確認せずに渡してしまったことをおわびしたうえで、Aさんに保険証を取りに来てもらうように」との指示を出した。事務職員は、言われた通りAさん宅に電話を入れたが、Aさんは不在で、電話口には夫が出た。この夫も診療所に定期通院している患者だった。事務職員が事情を話すと、夫は次の来院日が翌日なので、その時にAさんの保険証を渡すことになった。本来、トラブルはここで解決するはずだった。

翌日、Aさんの夫が来院したのは、診療所が最も混雑している時間帯だった。そのせいもあり、事務職員は夫に対して手短に謝罪して、Aさんの保険証を手渡した。その場では何も言わなかった夫だが、次の日になって、院長に怒り心頭の内容の電話をかけてきたのだった。

尾内流解決術

不用意な対応で問題が深刻化

話を聞き終えた私は、思わずため息をついた。クロージングの段階できちんと謝罪をしていれば、相手をここまで怒らせてしまうことはなかったはずだ。そして、院長がその点を理解していないことが大きな問題だった。取り急ぎ、院長には以下の3点をアドバイスした。

第1に、Aさんの夫の怒りはもっともである。そもそも診療所の対応は最初からまずかった。Bさんの保険証を提示したAさんに対して、応対した事務職員は事実確認をする前に、Aさんにあたかも責任があるような言い方をしていた。しかも実際には、診療所側に落ち度があった。本来なら診療所のスタッフが、Aさんの家に正しい保険証を届けに行き、謝罪すべきだったが、Aさんの夫を通じて渡すことになった時点で、トラブル再燃の火種が生まれていた。

Aさんの夫は、きちんとした謝罪が受けられると思っていたに違いない。しかし、謝罪らしい謝罪はなかった。これでは怒らないほうがおかしい。まずはその点をしっかり認識する必要がある。

第2に、この問題を解決するには、Aさん夫婦に対して心からおわびするしかない。当然、相手の家に院長自らが足を運ぶべきだ。その際、保険証の受け渡しミスがなぜ起きてしまったのか、またその後の対応のまずさについても原因を分析し、同じことが二度と起きないように今後どんな対策をとるのかについて、Aさん夫婦に伝える必要がある。

第3に、Aさん宅を訪れる際にはもちろん誠意ある対応が必要だが、今のご時勢を踏まえれば、こちらの対応次第で相手が急きょ、モンスター化してしまうおそれもある。院長の誠意が伝わらず、仮に相手が不当な要求をしてきたら、毅然とした態度できっぱり断ることを肝に銘じておくべきだ。

あとでK院長からもらった電話によると、Aさん夫婦の家に出向いて深く謝罪したところ、院長の気持ちが何とか伝わり、納得してもらえたそうだ。

トラブルの教訓

トラブル解決とは納得してもらうこと

このケースは、クレーマーではないごく普通の患者が相手だ。最初の保険証紛失というトラブルが解決しかけていたのに、見つかった保険証を渡して謝罪する「トラブル解決のクロージング」という非常に大事なプロセスをしっかりと行わなかった。というより、そもそもクロージングが大事だという認識がなかったといえる。医療機関側に落ち度がある場合は、当然のことながら、忙しくても自分たちの都合で考えるのではなくて、患者のことを真っ先に思いやり、どうすれば誠意が伝わるかを考えなくてはならない。

患者が求めているのは、「保険証の発見」と「受付事務職員の謝罪（誠実な対応）」の2つ。保険証は運よく発見され、持ち主に渡すことができたが、そのやり方があまりにお粗末すぎたと言わざるを得ない。その結果、「ごく普通の何でもないトラブル」が解決の難しい「難トラブル」になりかけた。

「トラブル解決のクロージング」は、相手の怒りを静めるという感情面での対応となることが多い。だからこそ、丁寧さと誠実さが求められる。このケースでいえば、見つかった保険証を患者の自宅まで届け、「こちらのミスでご迷惑をかけ、申し訳ありません」と、きちんと謝罪すべきだった。

トラブル解決に当たっては、今相手はどういう心理でいるのか、こういう対応をしたらその心理はどう変化するか、この対策で相手は納得してくれるか——常に相手の心理状況の移り変わりを意識しながら、対応策を考え、実行に移さなければならない。自分が相手の立場だったらどう思うかをベースに、相手の心の中を想像する。

トラブル解決とは、相手に納得してもらうことだ。このケースを見てもわかるように、保険証が見つかっても、トラブルは解決していない。対応の悪さをきちんと謝罪し、相手が納得した時にトラブル処理も終わる。

クロージングに関して、もう1つ重要なことがある。それは、トラブルが終結したかどうかの見極めだ。

私にトラブル相談をしたドクターの中には「あれ以来、何も言ってこないけれど大丈夫かな」とか「ぶつぶつ言いながら帰っていったけど……」と、トラブル解決のあとで電話をかけてくる人がいる。要は、どういうことがクロージングなのかわからないで不安にかられているのだ。他人とケンカをした経験があまりなければ、相手が戦意を喪失したかどうかを見極めるのは難しいかもしれない。

トラブルが終結したかどうか、ケンカの経験が豊富な私にはおよその見当はつくが、それでも本当のところは誰にもわからないと思う。だから、不安になったり、びくびくしたりするだけ損。もし、トラブルメーカーが再びやってきたら、一度経験済みなので、余裕を持って対応できるはずだ。そう信じて、自信を持って日々の診療に当たっていただきたい。

●トラブルを迎え撃つ12の「大原則」

大原則
7

繁盛している病医院ほど危ない

得意の絶頂は油断の崖端であった。（徳富蘆花「寄生木」）

繁盛している病医院は忙しい。おのずと患者1人に割く時間も短くなる。そうした状況で起きやすいのが、医師の説明不足だ。

さらに待合でも、待ち時間が長くなることで、患者はイライラしやすくなり、トラブルが起こりやすい状況が生まれる。

治療実績がメディアに取り上げられた結果、患者数が増えたり、あるいはネットなどを使って自院をPRして患者を増やす努力をしたりすることは、もちろん悪いことではない。ただ、患者数がどんどん増えて繁盛すればよいというものではない。

私は病医院には、医師・看護師の数や施設の大きさなどに応じて、1日に診ることができる適正患者数というものがあると思っている。その限度を超えて診ようとすれば、効率を追求しなければならなくなり、医師や職員は時間に追われていく。その過程で、患者からの症状の聞き取りなど、患者1人ひとりとのコミュニケーションがどうしても希薄になり、診療に関する情報の説明不足や誤解、そして話をちゃんと聞いてくれない医師・看護師への不信・不満が生じやすくなる。

診療所の経営基盤を安定させるため、繁盛するのはいいことだが、そこには大きな落とし穴もある。実際にあった事例を見てみよう。

トラブル事件簿06

募る診療への不信感

「医院でもらった薬を飲んでも一向に治らないので、それまでに支払った治療代を返せ、という電話が患者からかかってきた。しかも、今晩、お金を取りに来ると言っています。どう対応したらいいのでしょうか」

今回の電話の主は、内科診療所のC院長。最近、この種の相談を受けることが本当に多くなった。確かに、患者からこんな電話がいきなりかかってきたら、びっくりしてしまうに違いない。

C医院はとても繁盛していて、いつも大勢の患者でごった返している。C院長と患者のトラブルの経緯は次のようなものだった。

患者は新聞店でアルバイトをしている54歳の独身男性。初めて来院したのは、約3カ月前のことだった。初診時、患者は「以前から時々、頭痛があったが、最近になって、胃痛や黒い便が出ることがあった。でも、今日は、胃痛はないし便も普通。とにかく頭痛を何とかしてほしい」と言っていた。

黒い便が出るということから、院長は消化器系の潰瘍を疑ってみた。ただ、頭痛もすると言うので、まずこの症状を和らげる必要があると考え、片頭痛治療薬を処方した。そして、翌日に採血や検便などの検査を行うことを患者に告げ、そのまま帰すことにしたという。次の日、院長は検査を実施。この時、患者が不調を訴えることはなかった。

1週間後、患者は再び来院。「薬を飲んだが、逆に頭痛がひどくなり、すぐに服用をやめた」と不満そうだった。患者の顔色がよくなかったので、院長は貧血の検査をしたほか、初診時に黒い便の話を聞いていたので、腫瘍マーカーも実施した。この日の窓口での支払額は4000円近くになった。

冒頭のような抗議の電話が入ったのは、この数日後である。

尾内流解決術

あえて〝禁じ手〟を使う

患者は「症状がよくならないのにお金ばかり取られる」と勝手に思い込んでしまったに違いない。アルバイトで生計を立てている患者の経済状況を考えると、そう思うのも無理はないと私は感じた。そこで、院長には失礼とは思ったが、患者への対応に問題はなかったか、率直に聞いてみた。

「初診時、患者は気分が悪そうだったので、今思うと、点滴をして患者の体調が整うまで待ったあとで診療すべきだったかもしれない。だが、患者は『検査や処置は、最低限にとどめてくれ』と強い調子で訴えていました。私はこの言葉に引きずられて、点滴をためらってしまった……」

患者が「最低限にとどめて」と言ったのは、おそらく出費をできるだけ抑えたかったからだろう。

さらに、院長は「薬を服用して具合が悪くなったら、すぐに中止して私に連絡するように伝えておけばよかった」と振り返った。どうやら道義的責任を感じているようだった。

私は、患者と院長との間での〝落としどころ〟をイメージしながら、次の3点をアドバイスした。

今晩、患者が医院に来た際、まず、状態が悪化した原因は今のところわからないが、結果として症状が悪化したことについて申し訳ないと思っていることを告げること。

第2に、患者は「もうC医院には行かない」と言っているので、その後のわだかまりをなくすためにも、患者が希望する医療機関に紹介状を書くことを約束する。

第3は、原則として、金銭の要求に対して応じてはいけないが、上記の2つの対応を取ったうえで、相手が「それでいい」と納得してもらえるなら、最後に返金の話を切り出してもいいのではないか、と院長に助言した。

もちろん、この第3の対応には批判的な方も多いだろう。ただ、実践の場においては、杓子《しゃくし》定規に「原則応じない」というルールを貫くことが、現実的な解決法ではないことがままある。特にこのケースでは、患者が法外な金額を要求しているわけではない。治療効果がなかったことに対して単純に怒っているだけで相手に悪意はない、と私は踏んだ。その怒りを治療代の返金で解消できるなら、医院にとっても大きなメリットがある。

当日夜、患者は怒り心頭の状態で医院にやってきた。いすに座るなり、不満をぶちまけ始めて少しギクシャクしたが、院長が謝罪し、診療を希望する病院の紹介と、治療代の返金を切り出すと、患者の怒りは徐々に収まり、事態はこじれずに済んだという。その後患者は、院長から紹介を受けた病院で診療を受け、十二指腸潰瘍であることが判明したそうだ。治療を続け、のちに全快した。

トラブルの教訓

待合が混み始めたら苦情をチェック

この事例のように、多くの患者でにぎわっているクリニックは、診療にきめ細かな配慮が欠けてしまいがちだ。

繰り返しになるが、診療の質を維持するためには、医師1人が1日に診る患者数に、「適正な数」というものがある。この医院のように、医師が診療に忙殺されるようになったら、患者は言いたいことがあっても切り出しにくくなってしまう。とにかく患者が増えてきたら、患者への対応がおろそかになっていないか、その結果として、患者側から苦情らしきものが寄せられていないか、一度チェックしてみてほしい。

大原則 8

落ち度がなくてもトラブルは起きる

君に降りかかることすべては訓練である。
訓練であることを自覚しておけば、
君はそれをもっと楽しむことができる。
（リチャード・バック「イリュージョン」）

同じように治療しても、結果に違いが出ることがある。薬を飲んでよく効くこともあれば、あまり効かないことも。また、思わぬ病気を併発することもあり得る。21ページで患者側の誤解について紹介したように、医療の不確実性について、患者はあまり理解していない。医者にかかれば、すぐによくなると思っていたのに、なかなかよくならない。その怒り、いら立ちを医療機関で働く人にぶつけるというパターンにもよく出くわす。

健康をテーマとしたテレビ番組が高視聴率を取ったり、ネット・雑誌などでも専門的な情報提供が増えたりと、一般の消費者も診療情報に関して、かなり詳しく知ることができるようになった。それ自体は非常にいいことなのだが、情報提供の際に医療の不確実性については触れないうえに、「Aという病気にはBという治療法（あるいは薬）がよく効く」と単純化して伝えているものが目につく。そのほうが視聴者に伝わりやすいことはよくわかるが、それを見た人は、おのずと治療効果に対する過大な期待を持つことになるだろう。「ひょっとして、自分の症状がなかなかよくならないのは、今かかっている医師の治療が悪いからではないか」。そんな疑念がきっかけでトラブルになってしまうこともある。

従って、医師はまず、「患者は『医療は安全で完璧だ』という幻想を抱いている」という前提で、診療に臨んだほうがいい。そして、これから実施する医療行為によって生じるリスクをわかりやすい言葉で相手が納得するまで繰り返し説明することで、幻想から少しずつ覚めてもらうしかない。繰り返し説明しても、患者は、「医者の言うリスクが自分の身に起きるわけがない」と思うかもしれないが、患者の意識の中にリスクがあるということをインプットすることが大事だ。

では、医療者側に落ち度がなくてもトラブルが起きた実例を見てみよう。

トラブル事件簿07

薬を服用後、全身に発疹

「今日、朝一番で患者の家族から電話がかかってきた。薬疹ではないかと疑われ、えらい剣幕で『責任を取れ』と言われて困っている。こういう時、どのように対応したらいいのか教えてほしい」

電話をかけてきたのは、内科診療所のD院長だった。口ぶりからして、なぜ薬疹が出たのか、どうして患者の家族にそこまで強い調子で非難されるのか、D院長は納得がいかない様子だった。

薬疹を巡って、医師と患者間でトラブルに発展するケースは少なくない。医師が処方した薬が原因で、患者に重大な健康被害が生じれば、医師の損害賠償責任が問われる可能性も十分にある。なかなか穏やかではないと思いつつ、早速、詳しく話を聞いてみることにした。

患者は36歳の男性。初診ではなく、D院長の診療所にはそれまでにも何度か通院していた。その患者が、インフルエンザワクチンの接種目的で来院したのは、前の週の金曜日。診療所ではまず、問診票に記入してもらい、続いて熱を測ったところ、37度を超えていた。そのため、D院長はその日のワクチン接種は無理と判断。急性上気道炎と診断し、解熱鎮痛剤や喀痰剤、抗生剤などを処方した。

問題はそこからである。家族の話では、患者は翌日の土曜日から顔に発疹が出始め、気づいたらそれが全身に広がっていた。苦しくなり、食欲も低下していったという。薬は投与日の金曜日に2回服用していた。

この患者に今まで薬疹が出たことは一度もなかった。だが、今回は薬を服用後すぐに発疹が現れたため、家族は薬疹であるに違いないと考え、月曜の朝一番に苦情の電話をD院長にかけたというわけだ。

家族から電話を受けたD院長は、「すぐに来院してほしい」と伝えた。その一方で、実際に先方が来院したらどういう対応をすればいいのかを知りたくて、急いで私に電話してきたのだった。

尾内流解決術

「取りあえず謝罪」は厳禁

話をひと通り聞き終えた私はD院長に、投与した薬剤の添付文書にはどのような記載があるのかを尋ねた。同時に私も手元に置いてある『日本医薬品集』でその薬の副作用情報を調べてみた。すると、薬剤に対する過敏症を持つ患者などが服用した場合は、ごくまれに副作用として発疹やじんましんが出る可能性があると書かれていた。

事情は大体理解できたので、私は、気づいたことを2点アドバイスした。

まずは、いくら相手に責められても、原因がわからない段階で投薬に落ち度があると認める言い方は避け、今日のところは、「よく調べてから返答したい」と伝えるべきだと助言した。過失が明白なら、誠意を見せて速やかに謝罪すべきだ。しかし、過失の有無が判然としない状態で、相手やその家族からの苦情に動揺して、「取りあえず謝ってしまおう」などと考えて謝罪すれば、その時点で責任を認めたと思われるかもしれない。

2点目は、薬の服用後に湿疹が現れたという事実は確かにある。過去に薬疹が出た経験がなくても、今回も「薬疹ではない」と断定的に決めつけてはいけない。そして、患者側には必ず丁寧に応対し、来院したら、まず皮膚症状などがどの程度なのかを確認し、もし状態が悪ければ、直ちに連携する病院の皮膚科と連絡を取り、患者に職員1人を付き添わせて病院まで同行させたほうがいいとアドバイスした。

結局、このケースは次のような経過をたどった。

後日、D院長からもらった連絡によると、その日、家族とともに来院した患者は、発疹が全身に広がり、かなりひどい水疱瘡のような状態になっていた。そこでD院長は、その場で近隣の連携病院の皮膚科に電話を入れて診察を依頼。私の指示通り、職員にその病院まで患者を送らせたという。

病院での診断の結果、患者の皮膚症状は薬疹ではなく、「カポジ水痘様発疹症」によるものであることがわかった。この疾患は、アトピーの素因を持つ人がヘルペスウイルスに感染すると発症し、別名「ヘルペス性湿疹」とも呼ばれている。患者は診断後、すぐ入院した。

その翌日、病院での正式な診断結果を受けて、家族はバツの悪そうな面持ちでD院長を訪ねてきて、D院長を非難したことを謝罪した。D院長自身も、別の疾患にかかっている可能性を考えなかったので、その点については率直に謝ったという。

トラブルは無事解決した。D院長は、「薬を飲んだあとでひどい発疹が現れれば、薬疹と疑われてもしかたない」と振り返る。

トラブルの教訓

誠意が伝わると解決は近い

このケースのように、医療機関側に全く落ち度がなくても、患者や家族の受け止め方によっては、投薬ミスと誤解されることがある。また、このケースでは、薬疹ではないという病院の診断結果がわかる前に、もしD院長が責任逃れと受け取れる発言をしていたら、あとで誤解だとわかっても、患者はその発言にこだわり、D院長への信頼は回復しなかったかもしれない。場合によっては、その発言を取り上げて、しつこく攻撃してくるかもしれない。だからこそ、冷静なクレーム対応が欠かせない。

さて、このケースには、覚えておきたいトラブル対応法がいくつか含まれている。まず、原因がはっきりするまでは、非を認めるような言動は避け、「よく調べてから返答します」と答えること。取りあえずの謝罪は厳禁だ。また、自らの落ち度を見つけたくないという願望や先入観を持って原因を探すのもよくない。あくまでも医学者として冷静に原因を追及し、落ち度があれば潔く認めて、謝罪するという覚悟も必要だ。

もう1点、重要なのは、症状が悪化している患者の気持ちをよく考えること。原因はわからなくても、目の前にいる患者は、突然起きた皮膚の異変に苦しんでいる。医療者側は、責任の有無にかかわらず、不安な気持ちに寄り添うような、誠意ある対応を心がけたいものである。このケースでは、患者に近隣の病院の皮膚科を紹介して、職員を付けて送らせたが、実践の場では、こうしたきめ細かい配慮がとても重要になってくる。

大原則 9

暴力・暴言は犯罪、許してはならない

恐怖を克服する決心さえすれば、たいていの恐怖は克服できる。恐怖は人の心の中にしか存在しないからだ。
（デール・カーネギー「カーネギー名言集」）

患者による暴力や暴言に関する相談も、ここ数年急増している。先にも触れたが、日本の医療従事者はまじめで忍耐強い。それはすばらしいことなのだが、患者による暴力や暴言に耐える必要は全くない。そもそも、職員が身の危険を感じるような職場環境はあってはならない。「暴力・暴言は犯罪、許してはならない」。このことを、医療機関経営者は、職員1人ひとりまで、徹底的に浸透させるべきである。

もちろん、職員の意識を高めるだけでなく、具体的な対策も必要だ。まずは、地元の警察署とパイプを築いておくこと。現時点で、暴力や暴言に関するトラブルを抱えていなくても、「暴力・暴言に関する院内勉強会を開きたいので講師を引き受けてほしい」と要請をして、関係を築くのも1つの手だ。

そのうえで、身の危険を感じたら、ためらうことなく警察に通報する仕組みをつくる。「当院では、診療の妨げになる迷惑行為、暴力・暴言があった場合には、直ちに警察に通報します。院長より」と書いたポスターを待合の目立つところに張っておくのも効果的だ。

ある大学病院では、受付のテーブルの下など、患者から見えにくいところに非常通報ボタンを設置し、迷惑行為があったら職員がすぐそのボタンを押し、訓練を受けた男性職員が駆けつける、というシステムを導入した。もちろん、暴力や破壊行為などがあれば、迷うことなく警察にも連絡する。

こうしたセーフティーネットがあれば、職員も安心して業務に取り組める。何かトラブルが起きたら、組織全体で職員を守り、組織全体で立ち向かうという姿勢が何より重要だ。

それでは、実際に起きたケースを見てみよう。

トラブル事件簿08

「殺すぞ」と脅しの電話をかけてきた患者

「知り合いの話なのだけれど、ちょっと聞いてくれる?」

電話は十数年前から付き合いのあるN院長からだった。知り合いのS眼科医院のS院長から次のような相談を受けたという。再診で来た患者が暴れ、医院から立ち去ったあとに、その患者から電話がかかってきて「殺すぞ」と脅されたそうだ。

これはただごとではない。S院長本人から、詳しい話を直接聞く必要があると思った私は、N院長に「すぐ私に電話するようにS院長に伝えてください」と言った。

しばらくして、電話がかかってきた。

「もしもしS眼科のSです。N先生から電話をもらって、すぐそちらに電話を入れるように言われまして……」

トラブルの経緯は次のようなものだった。

患者は35歳の男性X。流行性結膜炎のため、1週間前に初診で来院した。トラブルが起きたのは前日の夕方、2度目の来院時だった。

この日、外来は混雑していた。Xは最初、普通にしていたが、待ち時間が1時間30分を経過したあたりで、立ち上がり、大声を出して暴れ始めた。

「おい、いつまで待たせるんや」

そうわめき散らすと、スリッパを投げつけたり、机を叩いたりした。さらに女性職員を突き飛ばし、止めに入ったS院長の胸ぐらをつかんできた。待合にいた約20人の患者は騒ぎに驚き、その多くは恐れをなして帰ってしまったという。

Xも立ち去ったが、10分もたたないうちに電話をかけてきた。まだ怒りが収まらない様子で、

S院長を口汚くののしった。最後に「殺しにいくぞ」との脅し文句を残して、電話は一方的に切られた。

尾内流解決術

警察への連絡体制を整える

そこまで暴れるとは、一体、Xはどんな人間なのか。それが気になり、患者のバックグラウンドについて尋ねてみた。すると、勤め先が○○という会社であることがわかった。

「ははーん、なるほど」。私は多少合点がいった。というのもその会社は、売り上げノルマがきついと業界では有名で、一時期、強引な販売方法が新聞などに取り上げられ批判を浴びていたことがある。そこに勤めているなら、ある意味、脅しやはったりもお手のものに違いない。

こうしたケースでは、警察に被害届を出すというのが定石である。

ところがS院長は……。

「はー、被害届はまだ出していません。職員が『こんな怖い思いはもうしたくない。すぐ、何とかしてください。でなければ辞めます』と言うもんだから、取りあえずは警備会社に警備を頼みましてね。1日4万8000円もかかるというから、高くつきますが、背に腹は代えられないし……」

この返答には私も力が抜けてしまった。そもそも警備会社には内部規定などがあり、暴力といった反社会的行為の抑止までは期待できない。それができるのはやはり警察である。S院長にはそのことを説明して、すぐに被害届を提出するように話した。

翌日もらった電話によると、院長は言われた通り、奥さんと一緒に地元警察に被害届を出した。だが、警察からは「立件は難しい」とにべもない回答が返ってきた。

この警察の反応は私にとって想定内のものだった。というのも、Xはスリッパを投げつけたりしたが、器物が損壊するような被害は生じていない。また、「殺しにいくぞ」との脅しの言葉を聞いたのは電話を受けた院長のみで、証拠に残るものはなかった。ただ、警察は一応、「先方と連絡は取ってみる」と言ってくれたらしく、今後のトラブル防止に多少なりとも役立つ可能性があった。

さて、ここから先はどうすればいいのか。私は次のようにアドバイスした。「警察署とうちの事務所の電話番号を紙に書いて、受付や診察室内などの職員の目につくところに張っておいてください。もしXが乗り込んできたら、みなさんがやることは、電話連絡のみです。第1が警察、第2がうちの事務所の順で電話してください。何もないと頭が真っ白になるけれど、手順があると、落ち着いて行動できるものです」。

結局、この事例は次のような結果となった。

私とのやり取りから2日後、警察から院長に電話がかかってきた。急転直下、どうもXが和解したいと言っているとのことだった。警察が言うには、この奥さんとS眼科に勤務する職員の1人は顔見知りで、ともに子どもが同じ学校に通い、PTA活動も一緒にしていた。夫が暴れたという話が広まれば、もうここに住めなくなる。だから「謝ってほしい」と夫に泣きつきながら頼んだとのことだった。

やりたい放題に暴れておいて、和解を申し入れてくるとは、ずいぶん身勝手な話である。「突然、そんなことを言われてもこっちは顔も見たくない」というのがS院長の本音だった。ただ、ここで申し出に応じず、話をさらにこじらせる必要はない。そこで私は、「警察を通じて、和解に応じる気持ちがあることだけ伝えておけばいい」と話しておいた。

2週間後、S院長のもとに電話を入れると、あれからXやその奥さんから何の音沙汰もないとのことだった。先方が菓子折りの1つでも持って謝りにきたのかなと思っていたので、少々拍子抜けしたが、問題が無事解決したようでひと安心である。

トラブルの教訓

強制力があるのはやはり警察

このケースの院長のように、警備会社に頼めば何とかなる、とか、いざというときは弁護士に依頼しておけばいい、などと対応を他人任せにする人が案外多い。しかし、院長の代わりに、丁々発止、渡り合ってくれることを期待するのは難しい。もちろん、法律問題となれば弁護士は頼もしい存在だが、目の前の迷惑行為をすぐにやめさせるという点で、最も頼りになるのは、やはり警察である。

大原則 10

応召義務に過剰反応しない

恐怖に屈すれば、真実さえも抹殺されてしまう。
自らが正しいと信ずることを恐れずに実行する。
（マハトマ・ガンジー）

すでに述べたように、医師には医師法第19条第1項で、「正当な事由（理由）」がない限り診療を拒んではならないという応召義務が課せられている。そのため、この応召義務を盾に、「医師は何があっても診療を拒否できず、どんな患者でもどのような状況でも診療する義務がある」として、無理難題を押しつけようとする患者がいる。この「正当な事由」の中身がはっきりしていないために、応召義務に過剰反応して、いつ来るかもしれないモンスターペイシェントやハードクレーマーにおびえているというのが現状である。

人の命を救う医療という業務を免許制で医師に独占させていること、そして国民の生命身体に関することであるから、医師には国からこうした義務が課されていると考えられている。

ここでいう「正当な事由」は、判例や政令などで見る限り、かなり厳しく解釈されていて、簡単に認められるものではない。ただし、現実問題として病医院へのクレームの数は増え、質的にも深刻さを増している。モンスター化した患者に対しては、最近になって司法の専門家の間でも、その迷惑行為が診療拒否の「正当な事由」に当たると解釈できるとの見方が出てくるようになってきたと聞く。

相手の発言・行動の記録をしっかりとる

法律論は少し置いておいて、私は応召義務に過剰反応してはいけないと考えている。

まず、暴力など患者の犯罪行為があれば、直ちに警察に通報する。暴力を伴っていなくても、暴言で職員が精神的に大きなダメージを受けたり、迷惑行為で診療が妨げられ、注意してもそれをやめなかったりする場合は、職員の安全・健康を第一に考えて、診療を拒否してもいいのではないかと思う。実際、そうした事例に数多く遭遇し、診療拒否を助言することもある。

もちろん、患者側が強く出る場合には、患者の迷惑行為の記録をしっかりとっておく必要がある。ノートに詳細を記録するだけでなく、ICレコーダーなどを利用して、患者の発言もしっかり記録しておくと、「民事不介入」が原則の警察も動きやすくなり、いざ紛争になった時にも役立つ。もちろん、診療拒否を選択する場合、その患者の治療にどんな影響が及ぶかも考慮に

●迷惑行為に対する警告を含んだ院内掲示の例

> **ご来院のみなさまへ**
>
> 患者のみなさまの治療の妨げになりますので、次のような行為を取られた場合は、やむを得ず退去していただくことがありますので、ご了承ください。
>
> ①院内での粗野または乱暴な言動で、来院中の患者のみなさまなどに恐怖心または不安感を与えた場合
>
> ②許可なく院内で写真・ビデオなどの撮影をした場合
>
> ③診療、お見舞いなどの正当な理由がなく、院内に立ち入った場合
>
> ④前記の行動に対する病院職員の制止・指示を無視して、その行動を中止しない場合
>
> 院長

入れ、ほかの医療機関の紹介など治療継続の手だてを整える必要がある。

ちなみに、私が経験した「診療拒否」を巡るトラブル相談で、私が「拒否」と判断し、その後、大きな問題に発展した事例はゼロである。

応召義務を振りかざす患者の決まり文句は「診療拒否で訴えるぞ」「保健所やマスコミに情報を流す」。しかし、私の経験上、こうしたトラブルですぐに裁判になるケースはまずない。仮にマスコミが来れば、自分の迷惑行為の情報も伝わってしまう。患者の命がかかっているようなケースでの応召義務違反は、裁判になってもおかしくないが、患者の病状レベルが重篤でなければ、そこまで大きな紛争にはならないだろう。

元警視庁捜査1課管理官で慈恵医科大学総務部渉外室長として病院のトラブル解決に当たっ

●クレーム報告書の例

クレーム・トラブル報告書

作成日　　年　　月　　日

所属

氏名

患者名

連絡手段

発生日時

	時刻	起きた出来事（できるだけ客観的に）
クレーム・トラブルの内容		
クレーム・トラブルの内容		
原因として考えられること		
今回の対策		

ている横内昭光氏は、患者の迷惑行為があり診療拒否をする場合には、それまでの迷惑行為の記録をしっかりとって、病院を管轄する自治体の担当部署にすぐに報告に行き、事情を説明するようにしているそうだ。患者が自分の行為を棚に上げて診療拒否されたことを通報しても、事前に報告があれば、自治体も医療機関側の事情を理解しやすいからだ。

診療拒否のやり方にも、さまざまな方法がある。例えば、迷惑行為を繰り返す患者に対して、2回注意しても行動を改めなかったら、「恐れ入りますが、あなたは当院の施設管理規約に違反しているので、この場から退去願います」というパターン。サッカーのようにイエローカード3枚で退場という仕組みだ。この場合、「患者のみなさまに守っていただきたいこと」として、「大声を出さない」「他の人に迷惑になる行為をしない」「診療を遅延させる行為をしない」などをあげ、「守っていただけない場合は警察に通報することがあります」という一文を盛り込んだポスターを、入り口や待合の目立つところに掲示すると効果がある。

一方、相手に悪意がなく、迷惑行為はないが、誤解や行き違いで怒りが収まらない場合は、やり方が変わってくる。どうやっても信頼関係修復が難しいと見込まれたら、相手としっかりコミュニケーションを取って、「診療には医師と患者の信頼関係が必要ですが、残念ながらその関係が崩れてしまったみたいですね。もしよろしければ、他院を紹介しますがいかがですか?」と、他院を紹介してソフトランディングを目指す、という方法をとることもある。

では、ケースを見てみよう。

トラブル事件簿09

「24時間診療して当たり前だ！」

「やっかいなことが起きてしまって」。始業早々、A病院の事務長から電話がかかってきた。A病院といえば、大阪府下に複数の系列病院を抱え、地元では名前が知られている。

事務長の声の調子から、かなり追い詰められた様子がうかがえた。それもそのはず、患者の身内を名乗る男が朝一番で来院して、待合で「昨夜のひどい対応についてどう考えてるんや」と怒鳴り散らし、そのまま居座っているという。事務長は、取りあえずこの男を別室に移し、そこで待たせたまま、私に電話をかけてきた。

この電話の前日に一体、何があったのか。トラブルのあらましはこうだった。

夜10時近くに、以前来院したことのある10歳の男の子の母親から「息子が高熱なので診てほしい」と病院に電話がかかってきた。A病院は2次救急医療施設。だが、その日の当番医は外科医のみで、しかも夜9時すぎに入院患者の容体が悪化して手が離せない状況にあった。電話に出た看護師は、事情を話し、「別の病院を当たってほしい」と告げた。

母親は隣の市にあるA病院の系列病院にも電話をかけたが、そこでも脳外科と整形外科の医師しか当直していないという理由で断られた。その後、母親はあちこちの病院に電話したが、いずれも受け入れてもらえず、結局、自宅から少し離れた場所に休日夜間診療所があることをインターネットで調べて、そこで受診した。診断結果はインフルエンザだった。

A病院に朝一番で乗り込んできた男というのは、自称、この母親の義理の弟。派手な服装をしており、左手首にはブレスレットをかたどった入れ墨が見え隠れしていた。男は病院に入ってくるなり、受付の職員を威嚇するように大声でこうまくし立てた。

「看板に24時間、365日診ますって書いてるやないか。救急施設なら24時間診て当たり前。それなのに昨日の晩、何で診療を断ったんや。看板に偽りありや。これは詐欺と違うんか。きちんと責任を取らんかったら今日は帰らんからな」

普通なら、病院で24時間診療の看板を掲げていたとしても、医師不足の折、事情を説明すれば、患者側は理解してくれることが多いものだ。だが、このケースではそうならなかった。事務長の話をもとに、私なりにその理由を推測してみると、こういうことだったのではないか。

A病院で電話を受けた看護師は、医師が手を離せない状況であることを母親にちゃんと説明した。しかし、母親は焦っていたので、病院側の事情が耳に入らず、「冷たく断られた」と受け止めた。最終的に休日夜間診療所に駆け込んで事なきを得たが、母親はそれまでの経過を問題の男に少々大げさに話して聞かせた。すると、男は「俺が何とかする」などと格好をつけて、病院に乗り込んできた――。

あくまでも、これまでの話を聞いて私が想像したストーリーだが、結構当たっていることが多い。

ともあれ、男はまだ病院内にいるのだから、早急に手を打つ必要がある。事務長に、男が何か要求しているのかと尋ねると、「お金を出せとは言われていない。ただ、『この病院から受けた精神的な苦痛を考えたら、それなりの誠意を見せてもらわんとな』などと金銭要求をほのめかしている」とのことだった。

尾内流解決術

トラブルの当事者に素直に謝罪する

事情がつかめた私は早速、次の2点をアドバイスした。

第1に、男は「義理の弟」と称しているが本当のところは全くわからない。医療機関と患者のトラブルに、当事者ではない第3者が介入してくると、たいていの場合、話がこじれてろくなことが起きない。そのため、男とは損害賠償などの交渉を一切しないこと。

第2に、男を待たせている間にトラブルの当事者である子どもの母親に、至急連絡を取ってみたらどうか。その際、母親には、病院としては診てあげたかったが、やむなく断った理由をあらためて丁寧に説明する。また、断る際にほかの病院を紹介することもなく、不安な気持ちにさせてしまったとも考えられるので、その点は素直に謝罪する。母親が納得したら、男と連絡を取ってもらうようにお願いする。そうすれば、男は退散してくれるかもしれない。

さて、後日もらった電話によると、事務長は私のアドバイスを忠実に実行したそうだ。母親への連絡は事務長が行い、その間、問題の男への対応には別の病院幹部が当たった。

母親は自宅にいて、運よく電話がつながった。私のアドバイス通り、他院を紹介しなかったことなどについてきちんと謝ったところ、納得してくれた。そのうえで、病院に男が来ていることを伝え、病院から帰るように電話で説得してほしいと頼んだところ、すぐに電話をかけてくれた。

男の携帯電話に母親から連絡が入ると、男の態度は一変した。「おう、あいつに一応謝ってくれたらしいな。今、連絡が来たよ。まあ今回は許したる。だが、次に同じようなことがあったら弁護士を連れてくるからな。よう覚えとけ」と言い残すと、そのまま病院をあとにした。以来、男は来院していないという。

トラブルの教訓

患者の不安な気持ちを放置してはいけない

患者の受け入れを断ったA病院の事情はよくわかる。しかし、診療を断るのならもう少し丁寧に対応する必要がある。混乱していて、対応に時間が取れなければ、せめて大阪府救急情報センターの連絡先を伝えて、問い合わせてみてはどうか、などと助言すべきだっただろう。その意味で、患者の不安な気持ちを放置して、その報いを受けたケースといえるかもしれない。

もちろん、このケースで登場した「義理の弟」と称している男の行動は、許されるべきものではない。私が相談に乗っているケースでは、当事者ではなく、その話を聞いた第3者が「俺が話をつけてやる」といって乗り込んでくるパターンが案外多い。このパターンについては「第3者とは交渉しない（207ページ）」で詳しく触れる。

もう1例、ケースを紹介する。

トラブル事件簿10

父の死を巡るわだかまり

「おまえのとこは人殺しするとこか。つぶしたろか！」

今回の相談相手は、大阪府東部にあるM診療所の事務長。院長が訪問診療に行った際、患者の家族からこう言われたのだという。そんな無礼な家族がいる患者は診たくない、というのが院長・事務長の本音だろう。「罵声を浴びてまで診ないといけないのか、断ったら診療拒否に当たるのかどうか」という言い方で、私に相談を持ちかけてきた。

冒頭の脅迫的言動の主は、M診療所に通院している高齢患者（認知症、女性）の娘と内縁関係にある男だった。院長を「人殺し」呼ばわりするのだから尋常ではない。「気をつけて聞いておかねばならない何かが、その言葉の裏にあるかもしれない」と感じた私は、「もう少し詳しく話してもらえますか」と、いつも通りに聞き返した。

事務長から返ってきた言葉を整理すると——。

患者の家族構成は、患者本人、ヘルパーをしている娘、そして娘と内縁関係にある男の3人。娘の父親は少し前に亡くなっていたが、生前、M診療所にかかっており、信頼関係はあったようだ。

しかし、事務長が言うには、娘の父親が亡くなるまでのプロセスで、娘さんにどうも不信感を持たれたようだという。事務長から当時の治療に関しての詳しい説明はなかったが、きちんと尋ねるべきであった。

ともあれ、事務長が言うには、M院長が手を尽くしたのに、あっという間に亡くなってしまい、患者の娘は「今度（母親の場合）も、そうなるのでは」と勝手に思い込んでいる可能性がある。心配をするあまり、このままM診療所で診てもらうほうがいいのか、それとも別のところに変えたほうがいいのか悩み、内縁の夫と相談していたようだ。

院長は数日前に訪問診療した時にも、内縁の夫から「人殺し」と言われていた。その日、仕事で家にいなかった患者の娘が、その日のうちに電話で謝罪し、「今後、夫によく言い聞かせておきますので」と言ってきたので、院長はじっと我慢した。

患者は発熱していたので、院長は放っておけないと思い、その数日後、娘の言葉を信じて患者宅に向かった。

訪れた時、家にいたのは、患者本人と娘の夫の2人だけ。一応診療し、次の患者宅に向かおうとした際、娘の夫が院長に近づき、またもやあれこれ言いがかりをつけ始めた。そして、冒頭のような言葉を吐き、最後に「おまえは最低の医者や」と罵声を浴びせかけた。結局、次の患者宅に行くのが30分近くも遅れてしまった。

その日、何人かの訪問診療を終え、診療所に帰ってきたM院長は、娘の内縁の夫に侮辱されたことに対し、どうにも怒りが収まらない。すぐに患者の娘と連絡を取って、この日にあったことをそのまま告げた。「患者を診ることはやぶさかではないが、今後もあなたの夫が私に対して無礼な態度で接するのであれば、継続的に診るのは無理だ」。

しかし、娘の父親も含め、長年診てきた患者だ。強気なことを言ってみたが、「診療拒否」に当たらないだろうかと不安になり、事務長を通じて私に相談してきたのだった。

尾内流解決術

誰が交渉相手かを見極める

私は事務長から話を聞きながら問題のポイントを整理し、以下のアドバイスをした。

第1のポイントは、娘さんの中にあるM院長の治療に対する不信感。これはどこから来ているのか。娘の父親を診療していた時に、何かあったのではないか。娘さんと院長との間に何かわだかまりがあるのではないか。

院長は、娘の父親が亡くなった時、親族たちにきちんと説明したし、理解も得られたと思ったはずだ。しかし、現実には違う。表面的には納得しているように見えても、「それでも何とかして命を救ってほしかった」との思いが患者の家族に強く残っている可能性がある。私にもその気持ちはよくわかる。「人殺し」呼ばわりされたのも、そのあたりに原因がありそうだ。こうしたわだかまりは引きずらないほうがいい。

そこで、アドバイスとして、亡くなった父親の件について、娘さんが納得するまで、死亡に至るまでの治療経過などを何度でも説明すべきと伝えた。納得してもらうまで時間がかかるかもしれないが、根気よく続ける。

第2のポイントは、内縁の夫は全く相手にせず、交渉の窓口を娘さんに一本化にすること。そうしないと今後、内縁の夫がもっと調子づいて、診療所に乗り込んでくることも十分考えられるからだ。今回のトラブルでは、暴言を吐く〝激情型〟の内縁の夫に目を奪われがちだが、交渉すべき相手は彼ではない。

さらに、これまでの話を聞くと、院長と患者の娘さんの信頼関係は大きく揺らいでいる。従って、今の段階では、診療の継続はどうも難しい感じがする。そこで、別の医療機関を紹介し、そこから訪問診療や訪問看護などを受けることを提案してはどうだろうか。紹介状などを書いてあげれば、娘さんも安心するはず、と3つ目の助言をした。

事務長は早速、院長と相談し、娘さんと率直に話し合ったという。その結果、特に最後にアドバイスした点に関して、「前にかかっていたところにもう一度お願いしてもいいかな、と思っていた」と返事があり、すぐに紹介状を書き、喜ばれたそうだ。

第1の点についても、こちらから話を切り出してみたそうだが、わだかまりはすぐに解けそうではなかった。これからじっくり時間をかけて対応することになりそうだと院長は言う。

トラブルの教訓

過去のいきさつが遠因になることも

おそらくM院長は、応召義務という制約がなければ、この患者との関係を早々に絶っていたに違いない。では、応召義務という規定がある限り、罵詈雑言を浴び続けながらも診療しなくてはいけないのか。一般常識から考えて、その必要は全くないと私は思う。ただし、患者の家族がなぜそうした行為に出るようになったのかは、きちんと解明しておく必要がある。

こうした患者トラブルでは、応召義務や診療拒否という問題に目を奪われがちだが、そこに至るまでに患者家族との間で何が起きていたのかを、診療経過などの客観的な事実だけでなく、患者家族の感情面の変化なども冷静に分析しないといけない。そのうえで、診療拒否などの判断をしないと、トラブルを収束させるどころか、逆に泥沼化させることになりかねない。

大原則11 トラブルは解決後こそ大事

同じ石に2度つまずくことは恥ずかしいことだ。

（ゼノビオス）

トラブルに見舞われ、苦労の末に解決。でも、そこで安心してはいけない。トラブルで得た教訓を生かさないと、同じトラブルは何度でも繰り返される。

トラブルで得た教訓は、しっかり免疫として身に付ける。これを積み重ねることで、少しずつトラブルに対する抵抗力がアップして、強い組織になっていく。

特に、トラブルの原因が、医療機関側の業務フローの悪さにあった場合などは、クレームを言ってきた患者に「これをきっかけに業務を大幅に改善し、トラブルを繰り返さないようにしますので、見守っていてください」と率直に伝えると、患者の感情面にプラス効果を与えることができる。患者は「今回のトラブルを医療機関が重大に受け止めて反省している」と思い、多くの場合、悪い気はしないからだ。

私は医療機関からトラブル相談を受けるたびに、その医療機関の職場環境が良くなるように助言することを心がけている。業務の流れに不自然なところはないか、ボトルネックになっている業務は何か、職員が疲れていないかなどにも目を配るようにしている。実はこうしたところにトラブルの潜在的な原因があるからだ。

ただ、トラブルが起きる前に、トラブルの原因をつぶすのは難しい。そこで、少なくとも一度起きたトラブルに関しては、それが再発しないように、業務の内容や手順を見直したり、確認作業を徹底させたりして業務を改善し、再発防止につなげていくべきだ。

では、トラブルをきっかけに業務の一部を見直した事例を見てみよう。

トラブル事件簿11

保険証紛失を職員のせいにする院長

「預かった患者の保険証をなくしてしまったようなんです。職員とずいぶん捜したんですが、見つからなくて……。このまま出てこなかった場合、どうしたらいいんでしょうか」

電話の主は、関西地方でA眼科クリニックを経営するA院長。どうやら今回のようなケースは初めてらしく、声の調子からかなり焦っている様子がうかがえた。保険証の紛失の相談は、数カ月に1回は舞い込んでくる、定番とも言えるトラブルの1つだ。まずは詳しく話を聞いてみることにした。

患者はこれまで何回か来院歴のある30代の女性。大手企業の健保組合に加入していた。Aクリニックでは、月初めの診察の際に、受付の診察券入れに診察券と保険証をセットにして入れてもらい、預かった保険証は、会計時に診察券とともに返却する方式を取っていた。

この日、女性患者は保険証と診察券を診察券入れに投入し、そのことは受付の職員のB子も確認していた。だが、会計時に、この女性患者の保険証がないことに気づいた。通常、保険証を受付カウンターからどこかへ持ち出すことはないため、B子はすぐに周囲を捜した。しかし発見できず、院長に事情を話した。

院長は、B子とレセプト処理担当のC子に、もう一度現場をくまなく捜させたが、保険証は見つからなかった。これ以上患者を待たせるわけにはいかないと考えた院長は、患者に保険証を紛失してしまったかもしれないと伝えたうえで、「もう少し捜してみるので、後ほど連絡します」と言って、帰宅してもらった。

その後、院長はB子とC子に、女性患者の前に会計を済ませた十数人の患者と連絡を取るよう指示した。このうちの誰かが女性患者の保険証を誤って持ち帰ったかもしれない。

B子とC子は早速連絡を取り始めたが、実際に電話がつながったのは数人で、しかも、女性患者の保険証には心当たりがないという。打つ手がなくなった院長は、私に相談の電話をかけてきたのだった。

尾内流解決術

トラブルを業務改善に生かす

事情がつかめたところで、私は院長に次の4点をアドバイスした。

第1に、診療所内での保険証の紛失が明らかなら、診療所の管理責任を問われてもしかたない。その場合、患者宅を訪れ、きちんと謝罪すること。

第2に、保険証は公的な身分証明書であり、悪用されるケースもある。そこで、すぐに警察署に「紛失届」を出すように患者に伝え、警察署まで職員を患者に同行させるなど、医療機関側の誠意を見せること。

第3に、患者が加入している大手企業の健保組合に連絡を入れ、保険証の再発行手続きのやり方と発行までの期間などを詳しく尋ね、その情報を患者にも伝える。

第4に、保険証紛失の原因を医療機関として検証し、改善策を見つけてすぐ実行に移す。

これらのアドバイスとともに、「保険証を捜す努力は続けてくださいね」と付け加えた。

私の話を「はい、はい」と相づちを打ちながら聞いていた院長は、ここでぽろっと本音を漏らした。

「まあ、今回の一件は、受付職員のB子の対応がきちんとしていなかったから起きたことですわ。それと、保険証を捜す努力は続けますが、患者に迷惑をかけているのだから、ある程度、お金を払うことにしようと思います」

この発言に、私はがくぜんとした。全くどういう了見なのだろうか。今回の保険証紛失を診療所の業務システムの問題ととらえず、個人の職員に責任を押しつけ、組織として反省するより先に、お金で解決しようとするとは……。

お金で解決しようという姿勢を見せれば、不誠実な対応と受け止められたり、相手によっては法外な慰謝料を要求されたりすることも懸念される。そのことを私は院長に厳しく言って聞かせた。そして最後に「トラブルの解決には、院長の考え方が大事なのです」とかなり強い口調で告げ、受話器を置いた。

さて、後日もらった電話によると、院長はあのあといろいろと反省して、すぐに私のアドバイスを実行に移したそうだ。患者宅への訪問と謝罪、警察署への同行、健保組合への問い合わせなどもこなしたそうだ。その一方で、保険証を誤って持ち帰ってしまった可能性がある患者に、連絡を取り続けた。

あと数人連絡したら万事休すというところで、女性患者の保険証が見つかった。保険証同士がピタリと重なり、2枚分が別の患者に渡っていたのだ。院長は、すぐに保険証を取りに職員を向かわせ、それを女性患者に届けさせた。

院長は、私の4番目のアドバイスを実行することも忘れていなかった。今回の件以降、Aクリニックでは保険証を診察券入れに一緒に入れてもらうシステムを改め、受付時に職員が保険証をその場で確認して、すぐに患者に返却することにした。システムを変えたことは、女性患者にも報告した。

トラブルの教訓

業務改善で「再発防止＋顧客満足度向上」

トラブルの被害を最小限に抑える努力が必要なのは言うまでもない。さらに、トラブルから学んだ教訓を業務改善に生かすことが、トラブルの再発予防、ひいては患者満足度の向上にもつながる。

ところで、保険証の紛失トラブルは、私への相談だけでも、数カ月に1件くらいのペースで起きている。そこから推測すると、日本全体ではおそらく毎日のようにどこかで起きているに違いない。もう一度、保険証の受け渡しのプロセスがどうなっているか、チェックしてほしい。このケースの改善事例のように、受付時に確認してすぐに返却するシステムにすれば、トラブルは防げるはずだ。

大原則 12

経営幹部のリーダーシップが、トラブルに強い組織をつくる

組織はリーダーの力量以上には伸びない。（野村克也）

組織のトップの姿勢や考え方が、トラブル対処には顕著に表れる。トップが、トラブルが起きることはけしからんと思っていたら、下の者たちは、何か起きるとすぐ隠そうとするだろう。トップが「患者が問題を起こすのは、医師や職員の対応に問題があるのではないか」と思っていたら、トラブル解決は当事者の職員に押しつけられることになる。

「患者トラブルは組織をあげて、力を合わせて解決する」
「職員をトラブルの被害から守り抜く」
「トラブルの教訓を全員で共有し、次に生かす」

少なくともこの3つをトラブル対応のための基本方針として掲げ、組織に浸透させていって

ほしい。

次に紹介する事例は、ベッド数が1000床近い、ある大学病院の事例だ。大学病院ともなれば、トラブル対応もしっかりしているだろうと思われるかもしれないが、意外にそうでもなかった。むしろ、当初は、問題を起こした当事者で何とか解決しろ、という組織風土だった。

このトラブルをきっかけに、その旧態依然とした風土が少し変わったかもしれない。

トラブル事件簿12

手術後の感染症状に激怒

「そっちの治療ミスなんだから、金は払わん。あんたの上司を連れてきて、謝るのが筋だろうと、しつこく言ってくる患者がいるんです。もうどうしたらいいか、わからなくて……」

他県の大学病院で、医療安全管理対策室の室長を務める女性Mさんからの電話だった。その病院は1000床近いベッドを持つという。それだけの規模の大学病院であれば、トラブルに対する組織的な体制が整っているはずと思いがちだが、現実は違った。

私はMさんの話にしばし耳を傾けることにした。

問題の患者は50代後半の男性X。元銀行員で、今は小規模な不動産会社を経営している。良性の皮膚腫瘍手術のため、大学病院に入院した。病巣切除後に皮膚移植も行われた。手術は無事終了し、Xはすぐに退院するはずだった。だが、退院日の前日になって、状況が変わった。手術に使った被覆材が原因で創部に感染症状が現れたため、Xに退院日の延期を伝えたところ、Xが激怒し、差額ベッド代が1日3万円の特別室にタダで入院させろと迫ってきた。

病院は、手術に創傷被覆材を使用することや、創部に感染症状が現れるリスクがあることをあらかじめXに説明し、手術の同意書も取り付けていた。そんな経緯があるにもかかわらず、Xは、「合併症が起きたのは、病院の材料（創傷被覆材）の使い方が間違っていたからだ」の一点張りで、病院側の説明には少しも耳を貸そうとしない。病院側はXの威圧的な態度に屈する形で、特別室ではないが、差額ベッド代が1日1万5000円の個室に、差額負担なしで入院させることにした。

以後、Xの対応は、今回電話をかけてきたMさんに任せられた。

個室を用意すればXは落ち着くだろうというのが、病院側の読みだったが、Xの横柄な態度はその後、エスカレートしていった。Mさんを1日に何度も呼びつけては、「これは医療ミスだ」と繰り返し、「おまえじゃ話にならん。院長を連れてきて土下座させろ」とわめく。しまいには、「手術代も含めて医療費は一切払わんぞ」と言うようになった。

そんな状況がしばらく続く間に、Xの感染症状は回復した。しかし、なかなか退院しようとせず、1カ月近くが経過して、ようやく退院した。医療費はいまだに支払われておらず、その後も病院にやってきたり、電話をかけてきたりしては、Mさんに罵声交じりのクレームを浴びせ続けた。暗に見舞金を要求するような口ぶりの時もしばしばあるとのことだった。

尾内流解決術

個人任せを改め、組織として対応

話をひと通り聞き終えたところで、私の頭には、大学病院の弱腰ぶりと、Xが増長する様子がありありと浮かんだ。

病院側の治療過程で発生した「不可抗力による結果」に対して、不満を爆発させるとともに、不当な要求をどんどんエスカレートさせていき、いつの間にか「不可抗力による結果」をすべて病院の責任にしてしまう。これはモンスターペイシェントの1つの典型といえる。

それにしても、話を聞いていて私が気になったのは、Xへの対応がどうやらMさん1人に負わされていることだった。このままではMさんが精神的ストレスで、休職に追い込まれてしまうかもしれない。それは絶対に避けなければならない。私は、思いつくままアドバイスをした。

第1に、大学病院がMさん1人に対応を押しつけているのは問題だ。今回のトラブルは病院全体の問題ととらえて組織的に対応するべきで、まずはそのことを病院幹部にわかってもらう必要がある。

第2に、Xへの対応には、診療科長などしかるべき責任者が当たり、カルテに基づいて、治療の経過をきちんと説明することが基本だ。その際、医療にはどうしても不確実性が伴い、医師でも予見不可能なことが起こり得ることをしっかり伝える。理解を得るのは難しいかもしれないが、粘り強く何度も説明をして、納得してもらうか、場合によっては諦めてもらうようにする。また、相手が聞く耳を持たない時は、今後もMさんに対する暴言を続けるなら、警察に相談するつもりだということを毅然とした口調で伝える。

第3に、医療費の支払いに関しては、患者の経済的背景も頭に入れて対応する。Xは不動産会社の経営者らしいが、もしかしたら景気悪化の影響で、会社の経営状態が厳しいのかもしれない。だからといって、今回のような暴挙が許されるわけではないが、相手の経済状況次第では、医療費の分割払いを提案してみてはどうか。

さて、Mさんから後日もらった電話によると、私のアドバイスを病院幹部に必死になって伝えたところ、院長以下、関係者も耳を傾け、協議してくれるようになった。その結果、これまでのMさん任せの対応を反省し、経営幹部が責任を持って当たることを決めたそうだ。

翌日には、Xを病院に呼び出し、幹部6人で話をした。初めのうちは押し問答もあったが、診療の経緯の説明を何度も繰り返し、不当な要求は一切受け入れない姿勢を示した。病院幹部の居並ぶ姿にXは半ばおじけづき、結局、いくらゴネても何も得られないと観念したのか、最後は医療費の分割払いにしぶしぶ同意して帰ったという。

この大学病院では今回のケースを深く反省し、次の医療安全管理研修会で今回のトラブルのてん末を取り上げることを決めたそうだ。

トラブルの教訓

経営トップが覚悟を決める

この事例を見てもわかるように、トラブルに強い組織になれるかどうかは、組織が大きくても小さくても、医療機関のトップが、並々ならぬ覚悟でトラブルに立ち向かうという決意を持てるかどうかにかかっている。やはり経営者が、問題を何としてでも解決する、という姿勢を率先して見せ、その決意や姿勢を職員1人ひとりにしっかりと伝えていかなければならない。

同じ理念、ミッション、ベクトルを金太郎あめのように共通認識していることが、強い組織の条件だ。その状態になるには、地道だけれども、経営幹部がスタッフ1人ひとりと必死にコミュニケーションを取るしかない。

トラブルというのは、においを嗅ぎ付けてどんどん集まってくるものだ。経営者がトラブルから逃げていたら、その医療機関はトラブルの温床になるだろう。

トップの鉄の意志と現場の知恵が合わさって、トラブルに強い組織が生まれる。

第3章

トラブルの「本質」を見極める

この章からは、トラブルの対処に役立つ「技術」を解説していく。まずは、トラブル分析のやり方。このプロセスでは、対策を考えるうえでの材料を収集し、分析する。観察力と想像力に加えて、心を落ち着ける冷静さが重要だ。トラブル分析のための着眼点を9つに絞って用意した。

着眼点 1

「本当の不満・要求」を見抜く

目に見えているものは事実、見えていないものが真実。

トラブル分析において最も重要なことを1つあげるとすると、この「本当の不満・要求を見抜く」だろう。相手の本当の不満が見えないトラブルほど解決に難儀する。

例えば、こんなケースがあった。

訪問診療を行っているA医院。数年前から診ている高齢の女性患者がいるのだが、最近、看護スタッフが患者の家を訪れるたび、何かにつけて患者の夫がクレームを言うようになった。「あなたは態度が悪いからもう来なくていい」と言ってみたり、スタッフのちょっとした言葉に「それはどういう意味だ」と食ってかかったりする。患者の検査結果を記録している日誌を出してほしいと頼んでも、「さあ、どこにいったかな」などと言ってなかなか出してくれない。

以前なら、言わなくても出してくれていたという。患者の夫はなぜ急変したのだろうか。

患者家族の不満や不平を額面通り受け取ると、そこから得られるメッセージは、以前に比べて接遇レベルが落ち、それを不満に思っている、ということになる。

実際、この診療所では、訪問専門の看護師1人が患者宅を回る体制から、診療所の看護師3人が交代で患者宅を回る体制に変えたばかりだった。診療所の院長も、患者はこの体制変更が気に入らなかったのではないか、と推測していた。

私は院長から「もうこの患者を診たくない。診療を断ることはできるだろうか」と相談を受けた。院長の推測は当たっているかもしれないが、それにしては患者の夫の反発が強すぎる。この診療所にはずっと世話になっていたはずだ。「サービスが少し落ちたくらいで、そこまでするだろうか、普通では考えられない」との思いがよぎった。

院長には、「一度、患者の夫とじっくり話をしてみたらどうか」とアドバイスした。実際に院長が患者の夫に連絡して面会し、「今日は心おきなく何でも話してください」と誘い水を向けたところ、予想外の答えが返ってきた。それは院長に対する不満だった。

「院長が診察に来ると、まるで子どもを諭すような口調でいつも話す。妻は診察後に『子ども扱いされた』と悲しそうだった」

院長としては、相手の目線で丁寧にコミュニケーションを取ったつもりだったが、相手には「尊厳を傷つける行為」として受け止められたのだ。これが医院に対する不信感を生み、看護ス

●クレームは氷山のように一部しか水面上に現れない

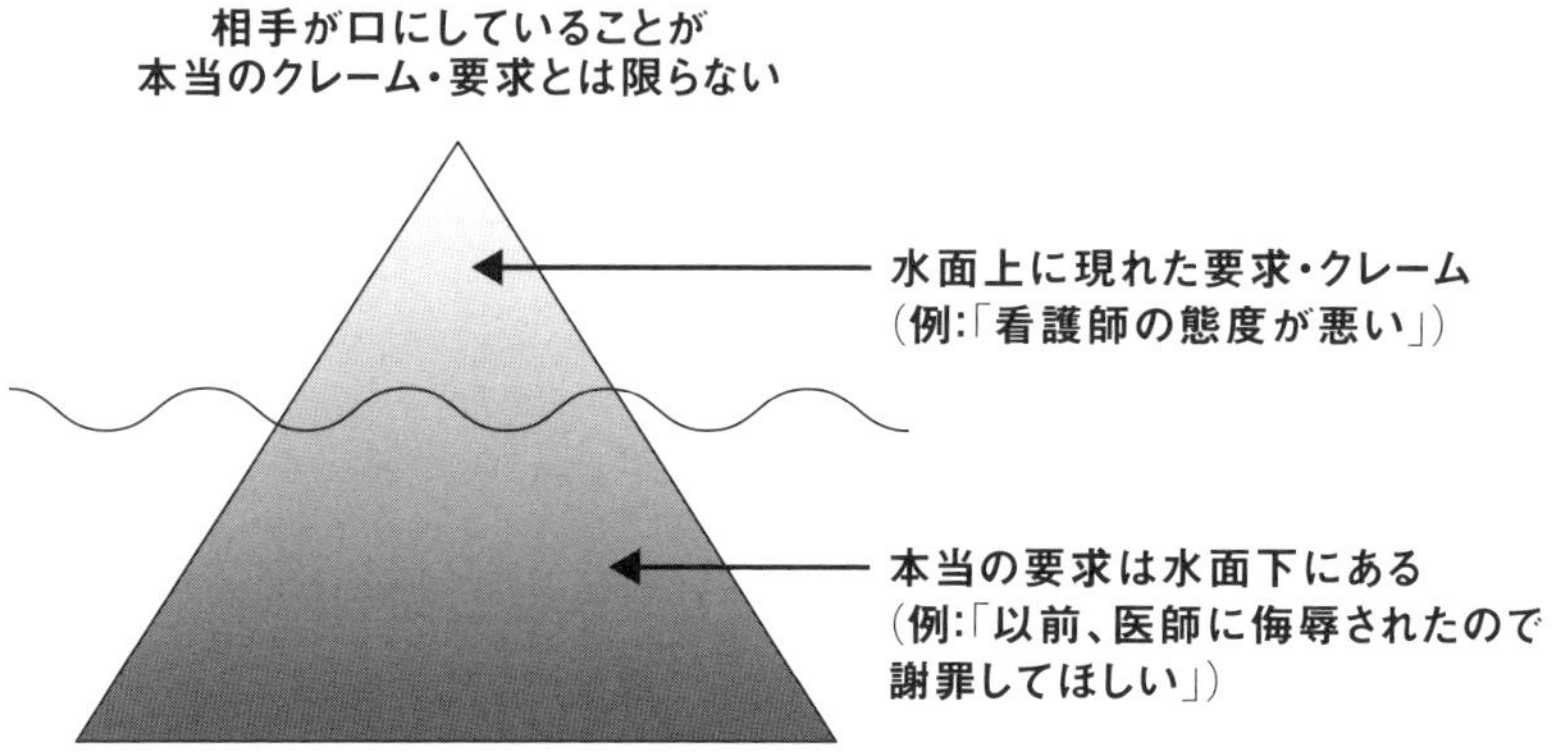
相手が口にしていることが
本当のクレーム・要求とは限らない
水面上に現れた要求・クレーム
(例:「看護師の態度が悪い」)
本当の要求は水面下にある
(例:「以前、医師に侮辱されたので
謝罪してほしい」)

タッフへの迷惑行為につながった。

原因が自分にあることを知った院長は、深く反省して患者との接し方に気をつけるようにしたのだが、もし、このケースで患者やその家族の真の不満に気づかなかったらどうなるか。看護サービスや接遇を向上させようといった見当違いの対策案が出てくるかもしれない。

このほかにも、家族を亡くしてやりきれない気持ちが、「怒り」として遺族から医療機関に向けられるケースにもよく出くわす。

クレームというのは、氷山のようなものと考えれば、わかりやすいかもしれない。水上に出ている部分より水面下にある部分のほうがはるかに大きい。水面上が表面化しているクレーム、水面下が真の要求に当たる。

トラブル分析とは、まさにこの水面下の部分を解明していくことだと私は考えている。この水面下の部分を探り当てることこそ、トラブル解決をライフワークにしている私にとっては「醍醐味」になっている。

トラブル事件簿13

信頼関係は一瞬で崩れる

「患者から電話で『癌を見つけるのが遅すぎたんや。もっと早く何とかしてくれてたら、こんなにしんどいことにならなかったのに。医者として怠慢だ』と言われてしまって。一体どうしたらいいのか……」

クレーマーまがいの患者への対処と違い、実際の診断に関するトラブルの相談を受ける時は、少し注意が必要だ。患者の主張に何か根拠があるのか、それともないのか。これを慎重に見極めて、対応しなければならない。

相談者は内科クリニックの院長で、年齢はまだ40代と若いが、今回自身が行った診断に対し、自信を持っていたようだった。こうしたケースでは、事実関係を正確につかむ必要があるので、院長の手元にカルテを用意してもらった。

患者は60代後半の男性。6年くらい前に、別の病院で胆石の治療を受けたことがある。このクリニックには数年前から、2カ月に1回くらいのペースで定期的に通院していた。当初、患者から「胆嚢のあたりが時々痛む」と訴えがあり、エコーで検査したが異常は確認できなかった。念のため、腫瘍マーカーの検査も実施。「値はやや高め」とカルテに記載があった。

院長は、少し様子を見ようと判断。翌月に再びエコーで検査したところ、小さなポリープを確認。腫瘍マーカー値も前回より上がったことなどから、院長は胆嚢癌を疑い、近隣の病院に紹介状を書いて精密検査に行ってもらったところ、胆嚢癌との診断が下った。

さらに次の月、患者はその紹介先病院で胆嚢の切除手術を受けた。退院後、「このところ、どうもしんどい」と言って、このクリニックに来て何度か点滴を受けたが、しばらくして来なくなった。あとでわかったことだが、患者は体調を崩して、手術を受けた病院に再入院していたそうだ。そして、手術から半年が経過し、突然、冒頭のような電話がかかってきたというのだ。

尾内流解決術

関係修復が可能かどうかを見極める

術後の経過が思わしくない患者が、今の苦しい状況に自分を追い込んだ〝犯人〟を追及したくなる気持ちはよくわかる。院長の話を聞きつつ、「患者は体力的に相当まいっているはず。院長はそれをわかっているのだろうか」と思った。この点も踏まえ、私は次のようなアドバイスをした。

まず、医療ミスがあったかどうかはさておき、結果として患者に疑われるような説明しかできず、不安な気持ちにさせてしまったことに関しては謝ってもいいのではないか。医師が謝ることにより患者の態度が軟化するケースは私の経験上もよくある。何より患者の不安な気持ちに寄り添うという姿勢が重要だ。

そのうえで第2に、カルテの記載をもとに、自分が何を根拠に、どのように判断したのかを時間をかけて丁寧に説明して、納得してもらう。患者への説明内容や患者の返答などをメモしていればそれも参考にして、誠意を持って納得してもらえるまで説明すること。これは、患者との根比べである。

もちろん、感情のもつれや不信感の程度によっては、患者が医師による説明を最初から受け付けず、弁護士など第3者を交えて交渉を進めなければならない場合もある。

しかし、今回のケースでは、少なくとも再入院するまでは、このクリニックに通院していたわけだから、院長との間に信頼関係はあったと見ていい。その段階では、院長の一連の診断にも納得していたわけだ。「院長は、患者からの信頼を完全に失ったわけではない。院長が誠意を見せれば、信頼を取り戻せる可能性はある」と私は思った。

そこで第3のアドバイスだが、患者ともう一度コミュニケーションを取って、診療経過を「弁明」するだけでなく、今の不安な状態を1日でも早く脱することができるように、自分としては精いっぱい協力する、と院長自身の言葉で伝えること。手術後というのは、精神的に不安定になりがちなので、その「支え」になることを申し出るわけだ。

その翌日、院長は患者と連絡を取り、診療時間の終了後に診療所に来てもらい、じっくり説明した。電話ではかなりの〝暴言〟を浴びせられていたので、話は平行線で終わるかもしれないと懸念していたそうだ。

しかし、これまで患者の気持ちを十分に聞く機会を持たなかったことなどを院長が素直に謝り、診療の経過を丁寧に説明すると、途中から理解を示し始めたという。そして患者は、手術に対する不安感がとても大きかったこと、手術後に再入院した際はさらに大きな不安感にさいなまれていたことなどを一気に話し始めた。院長は、患者が今後、療養生活を送るうえで抱いている不安に対し、全面的にバックアップすることを約束した。そして、トラブルは無事解決の運びとなった。

トラブルの教訓

抗議の気持ちが形を変えクレームになることも

あとで振り返ってみると、実はこの患者は、自分の不安な気持ちを院長にわかってほしかっただけなのかもしれない。しかし、最初に入院した時や再入院した際に、院長から見舞いどころか何のコンタクトもなかったため、今回のような行動で〝抗議〟の気持ちを表したというのが、どうも真相のように思えた。

患者が大騒ぎした割には、話を聞いてもらうだけで納得するなんて何とあっけない幕切れ、と読者は思われるかもしれない。でも、自身の体調悪化を誰かのせいにしたい、という気持ちはわかる。患者の真の欲求は、この先の不安を少しでも小さくして安心したい、ということだった。やはり、相手の気持ちに寄り添い、行動で表すことがトラブルの発生を防ぐことにつながる。

着眼点 2

事実を正確にたどり客観視する

「事実」と「感情」を切り離して整理する。

当たり前のことだが、患者トラブルの対応では、初めから予断を持って臨んではならない。患者側からの苦情・クレームの内容を客観的にとらえていくことが一番大切だ。単なる誤解なのか、それとも正当なものか。そこを吟味せずに過剰反応してしまうと、逆に医療機関の側からトラブルをつくり出してしまうことになる。

事実というのは、見る人の立場によって、いろんな見え方をする。視覚や聴覚を通じて脳に情報が伝わるだけでなく、それが喜怒哀楽を喚起したり、さまざまな感情や先入観などを呼び覚ましたりして、情報は〝加工〟されて認識されるからだ。

ある患者が怒っているとする。職員Aは、患者の怒りを10段階で表すと8ぐらいだと思っていても、職員Bは3ぐらいにしか思わないかもしれない。人というバイアスを通すと、事実はかなりねじ曲げられるので、そのあたりを考慮して、事実関係を整理していくことが大事だ。

若手職員には表情を読む訓練が必要？

少し話がそれるが、ある販売コンサルタントから、「最近の若者の中には、客の表情の変化を読み取ることができない人が多い」という話を聞いた。これは物販店での話だが、お客が店員の接客の悪さにむっとして帰っていったのを見ていた店長が、その店員を呼んで「今、お客さん、怒っていたけど何があった」と聞くと、「怒ってましたぁ？　別に普通だったと思いますけど」という答えが返ってきて、ショックを受けたという。

若い世代はメールでのコミュニケーションを中心に育ってきたので、人の表情を読むのが得意ではない人が増えているそうだ。われわれの世代では考えられないことだが、この販売コンサルタントが若い販売員を教育する時には、顔の表情を読む訓練を欠かさずに行うとのこと。若い職員の教育に当たっている現場の長の方々は、この点を意識して教育に臨むといいかもしれない。

さて、話を本題に戻そう。起きた事実を正確性と客観性を保ちつつ把握するには、まず、起きた出来事を時系列で紙に書いて整理することを勧めたい。できれば問題患者が何といったのか、それに対して医療機関側はどう答えたのか、一言一句できるだけ正確に再現する。

診断がらみのクレームの場合は、経過の整理が特に重要になってくる。カルテを見ながら行った処置を時系列で振り返りつつ、医師はその時、なぜそういう診断を下したのか、副作用や治療効果についてどんな説明をしたか、それに対して患者は納得していたのか、もう一度、事実をたどる。投薬ミスが疑われている時は、添付文書を再度確認する。

次に、問題を起こしている患者はどんな人物なのかを書き出してみる。通院歴のある患者であれば、過去の治療歴とその後の経過、当時の受診態度、加入している健康保険の種類、家族構成、勤務先、患者の性格や院内での評判などが知りたいところだ。初診患者の場合でも、保険証で勤務先くらいはわかる。

これらはトラブル対策を考えるうえでの貴重な材料になる。ほかに気になった点があれば、多少主観が入っても構わないので、書き込んでおいてもいいだろう。

着眼点 3

相手の気持ちに寄り添い、行動で表す

共感が相手の心を静め、動かす力になる。

医療機関側に落ち度が見当たらなくても、医療の不確実性により症状の回復が思わしくないなど、患者が何らかの苦痛を抱える場合がよくある。そんな時は、患者の気持ちに寄り添い、行動で表すように心がけたい。

前述したように、症状の回復が思わしくない場合、「医療機関に行けば病気は必ず治る」「治りが悪いのは治療が悪いからだ」という思い込みが強すぎると、医師への責任追及という形で、怒りが爆発することがしばしばある。

そうした場合、医師の側も「私の診療を信頼していないのか」と怒り心頭になるケースがある。しかし、患者が怒り、医師も怒っていたら収拾がつかない。患者が過剰な期待を持って治療に臨んでいるのはやっかいなことだが、症状が快方に向かっていないのも事実なので、ここは医師が冷静になって対応するしかない。

もう一度、診療の経緯について患者と一緒に振り返り、なぜその治療や検査を行ったのか、患者が納得するまで説明する。「治療の効果があまり表れていないのは、私としても残念です」と、現在の患者の思わしくない状況に対して、同情している気持ちを伝え、すばやく専門の医療機関を紹介するなど、患者にとってより納得できる選択肢を提示するのも有力な解決方法だ。

医療機関での診療は、患者と医師の信頼関係が欠かせない。修復可能であれば、診療を継続しても構わないが、いったん亀裂が入ると、修復不能になることが多い。他院を紹介する場合でも、これまでの治療に関して、患者の納得を得ておくように努力する姿勢が欠かせない。

一方、医療機関側に落ち度がある場合は、「患者の気持ちに寄り添い、行動で表す」という点をもっと意識しないといけない。私が遭遇したトラブルの中に、子どもの患者が診療中にいすから落ちて軽いけがを負ったという事例がある。まずそれを読んでいただこう。

トラブル事件簿14

降下中のいすから患者が転落

「子どもの脚にけがをさせてしまった。だいぶ痛そうにしていたから、市民病院に母親と一緒に行ってもらったのだけれど、これからのことが心配で……。私の対応が本当に良かったのか、それにこれからどんなことをしたらいいのか教えてほしい」

今回、電話で相談を寄せてきたのは、大阪府北部でA耳鼻科クリニックを開業するA院長。クリニック内で子どもにけがをさせたとは、穏やかではない。それでなくても最近では、子どものことになると非常に神経質になる親も多く、けがのあとの対応をきちんとしておかないと大きなトラブルに発展しかねない。院長の心配はよくわかるので、もう少し詳しく話を聞いてみることにした。

患者は中耳炎治療のため来院していた7歳の男の子。クリニックでは、座面の高さを調整できる電動座いすを診療の際に利用しており、患者が子どもだったため、いすの高さを上げて治療に当たっていた。

治療が終了したところで、A院長はフットレバーを使っていすを下げた。その時、事件は起きた。

いすが下がっている途中で、母親が前から手を差し伸べ、子どもを抱きかかえて下に降ろそうとした。だが、A院長はそのままフットレバーを踏み続けたため、母親に抱きかかえられようと腰を上げた男の子はバランスを崩して、いすから転げ落ちてしまった。一瞬の出来事とはいえ、院長がもう少し注意を払っていれば防げた事故だった。

院長が急いで子どもの様子を確かめると、ひざには擦り傷が見られ、うっすら血がにじんでいた。かなり痛かったのか、子どもはクリニック中に響きわたるような大きな声で、激しく泣き始めたという。

A院長は、けがの程度が単に擦り傷だけなら、大きな問題にはならないが、もし骨折など重症だった場合には、あとで大変なことになると考え、クリニックから歩いて10分弱のところにある市民病院で、きちんと診てもらうように手配した。

すぐに市民病院に紹介状を書き、念のため予約の電話も入れて、患者が今から行くことを告げた。子どもは脚を引きずりながら、母親に手を引かれ、急いで市民病院に向かった。

尾内流解決術

治療費負担を申し出る

A院長の対応を聞き、私はひとまずほっとした。けがの程度を安易に判断することなく、病院で診察を受けてもらうため、きちんと市民病院を紹介し、予約の電話も入れていたからだ。とっさの出来事にA院長もあわてていたに違いないが、状況を比較的冷静にとらえ、迅速に行動したといえるだろう。

しかし、この院長の行動が満点であったかといえば、決してそうではない。話を聞いて真っ先に気になったのは、患者とその母親を徒歩で市民病院に向かわせた点だ。

患者がかなり痛がっている様子だったのなら、いくら市民病院が近くてもタクシーなどを手配するべきだったのではないか。A院長に聞くと、タクシーを呼ぶことなど思いもつかなかったという。子どもが脚を引きずりながら歩いたことで症状が悪化する可能性もあるのだから、やはり配慮が足りなかったといえる。

ちなみに、自分がきちんと配慮できているかどうかを確認するには、対象者を自分の親に置き換えて考えてみるといい。自分の親が脚に痛みを抱えていて病院に行こうとしていたら、私ならまず親にどうしたいか希望を聞いてその手段で連れていこうと思う。

私は、A院長に配慮不足があったことを指摘したうえで、今後の対策として、次の2点をアドバイスした。

第1に、クリニックから患者宅にすぐ見舞いの電話を入れること。院長は事故が起きてから割とすぐに私に電話をかけてきていた。おそらく患者は、まだ市民病院から帰宅していないだろう。患者親子が家に戻ったころを見計らって電話を入れ、市民病院での診断・治療結果を聞くとともに、けがをさせたことについて、まずおわびをする。

そして第2に、母親に市民病院での治療費がどのくらいかかったかを尋ね、クリニックで負担させてほしいと申し出たらどうか、と提案した。

さて、後日、A院長からもらった電話によると、患者宅に見舞いの電話を入れたところ、子どものけがは大したことはなかった。また、患者の母親は、院長が直々に電話してきたことや、市民病院に紹介の手配をすぐしてくれたことに、とても感謝していたという。

A院長は、怒り心頭の母親から罵倒されるのではないかと、最悪の場面をあれこれ想定していたらしい。ところが、逆に感謝の言葉が返ってきたため、とても感激したようだ。私に話す口ぶりからも、少々興奮気味の様子が伝わってきた。

トラブルの教訓

相手の気持ちに寄り添うコツ（その1）

このケースでのアドバイスの肝は、院長の誠意を見せることの一点に尽きる。できるだけ初期の段階で懇切丁寧に対応することが、トラブルをドロ沼化させないための最大のポイントだ。

特に今回のようなケースでは、早く手を打たないと、あとで事情を知らない患者の父親や祖父母などほかの家族が出てきて、あれやこれやと口をはさみ、問題がこじれてしまう可能性もある。その場に居合わせなかったほかの家族が出てくる前に、丁寧な対応をして相手の理解を得ておくことが欠かせない。

このケースでのクリニック側の対応を振り返ると、近隣の病院を紹介したまではよかったのだが、いくら近いとはいえ、歩いて向かわせたのは問題だった。可能であれば、タクシーを呼んで、事務職員1人を病院まで付き添わせるくらいの配慮が欲しい。繰り返しになるが、たとえけがの程度が軽くても、ここまで丁寧に患者を扱わないと、あとで大クレームに発展するおそれがある。特に、子どもの親は非常にセンシティブで、トラブルになりやすいからだ。

もう1件、患者に事故を負わせてしまったケースを見てみよう。こちらは、けがを負わせた医療機関が病院を紹介してCT検査まで行ったのだが、患者の家族は怒ってしまった。

トラブル事件簿15

顔面を床に打ちつけ内出血

「入浴介助中に患者が転倒してしまって……。今後の対応について院長に相談したところ、まずはそちらに電話するように言われ、こうやって連絡させていただいたんです」

今回は、珍しく介護サービス関連の相談だった。電話の主は、Xクリニックのデイケア部門の主任スタッフ。丁寧な口調だったがしゃべり方がやや早口で、動揺している様子がこちらにも伝わってきた。

このクリニックの院長は存じ上げないが、どこかで私の名前を聞きつけたのだろう。慣れない介護関連の相談を受けることにこちらも少々不安はあったが、指名されたのならばと覚悟を決め、電話口に神経を集中させた。

患者は要介護5の認定を受けている90歳の女性Aさん。近隣の診療所に主治医はいるが、そこにはデイケア機能がないことから、1年以上前に主治医からの紹介でXクリニックに通い始めた。以来、週に1回のペースでデイケアを受けている。

デイケアでは、入浴介助やリハビリ、吸引などが行われ、そのかいもあってか、Aさんは寝たきりから、座位が保持できるまでに回復していた。

事故が起きたのは、電話をもらった前日の午後。いつもは1人ずつ入浴が行われるが、その日はたまたま先に入浴していた患者の具合が悪くなり、Aさんが浴室に入った時にはまだ別の患者がいた。Aさんの担当職員は2人いたが、うち1人が状況を見かねて、そちらの患者の介助に向かった。その瞬間、Aさんはバランスを崩して転倒してしまった。顔面を床に打ちつけ、頬には内出血が見られた。

事故が起きた時、院長は所用のため不在だった。職員が携帯電話に連絡を入れると、院長はすぐに用事を切り上げ、クリニックに戻ってくることになった。

院長が戻ってからは、レントゲン撮影を行い、頭蓋骨に異常がないことを確認。ただ、万が一ということもあるため、近隣の病院に頭部CTの撮影と診察を依頼し、予約を取ったうえでAさんを搬送した。

このケースでは、患者家族がどんな反応をするかが、肝心である。私はそれが知りたくて、こう口をはさんだ。

「それで、患者さんのご家族にはどんな説明をしたのですか」

「事故が起きた経緯について説明したうえで、近くの病院で診てもらうようにしたと伝えました。けれど、Aさんの主治医の先生には連絡を入れていなかったんです。すると、『主治医がかかりつけの医者なのだから、まずそこに連絡を入れるべきだったんじゃないか』とすごく責められて……」

そこから話がこじれてしまったようだ。患者の家族は、「そちらでレントゲンの検査しかしていないのは問題ではないのか」とか、「今までもこういう事故があったのではないのか」などと、主任スタッフに詰め寄った。しまいには「警察に訴える」という発言まで飛び出し、主任スタッフも院長も、どうすればいいかわからなくなってしまったという。

主任とはいえ、まだ若い職員なのだろう。最後はほとんど泣きそうな声になっていた。

尾内流解決術

相手の気が済むまで不満を聞く

ひと通り話を聞き終えた私は、「今回の一件も、患者側とのコミュニケーション不足が大きな要因になっているな」と感じた。事故の原因がクリニックにあるのは確かだが、十分な意思疎通が図られていれば、そこまで非難されたり、不信感を持たれたりすることはなかったに違いない。そんなことを考えながら、思いつくまま、次の4点をアドバイスした。

第1に、患者のけがの状態をしっかり把握するために、CT検査を頼んだ病院に診察結果を尋ねる。その結果を事故の経緯とともに、Aさんの主治医に詳しく伝える。

第2に、主治医の訪問診療が翌日に予定されているとのことなので、Xクリニックの主任スタッフが訪問診療に同行し、Aさんの家族に事故の経緯やけがの状態について説明する。患者の家族は、主治医との連携不足を強く憤っていたので同行したほうがいい。その際、今回の事故に対する家族の不満をじっくり聞いたうえでおわびする。また、せっかくの機会なので、Xクリニックのデイケアに対して日ごろ思っていることや要望も聞き出しておきたい。

第3に、ここでのおわびに加えて正式な謝罪も必要だ。日を改め、院長と主任、それに事故を起こした職員の3人で、患者の家を訪れて正式に謝罪する。その際、搬送先の病院でかかった治療費を聞き出し、その費用を負担するという申し出もしておく。

さて、後日もらった電話によると、病院での診察結果は全く問題がなく、ほっとひと安心した主任は、それから私のアドバイス通りに対応したという。院長が患者宅を訪れ謝罪したところ、患者の家族にクリニックの誠意が伝わり、帰り際には、「えらく気を遣わせてしまって申し訳ない」とまで言われたそうだ。

今回の事故について、主任は「AさんのADL（日常生活動作）が改善し、座位が取れるようになったことで、油断が生まれたんだと思う」と反省することしきりだった。気の緩みは思わぬ事故を招きかねず、現場では、常に緊張感を持って患者と接することが欠かせない。主任は早速、今回の経過を事故報告書にまとめ、市役所に提出したという。

トラブルの教訓

相手の気持ちに寄り添うコツ（その2）

この2つのケースでは、患者の家族から「えらく気を遣わせてしまって……」「わざわざ○○していただいて……」という言葉を引き出している。「誠意ある対応をしましょう」と言われてもわかりにくいが、患者やその家族に「えらく気を遣わせてしまって……」「わざわざ○○していただいて……」と言ってもらえるようにするにはどうしたらいいか、と考えていくと、取るべき対応策が見えてきやすいのではないか。

着眼点 4

暴力・暴言は絶対に許さない

寛容は美徳だが、我慢は誰のためにもならない。

私は以前、雑誌の企画で、慈恵医科大学総務部渉外室長の横内昭光氏と対談したことがある。横内氏は元警視庁捜査1課の敏腕刑事で、退職後に院内暴力などに悩んでいた慈恵医科大学に招へいされて、現在の仕事に就いている。その仕事の内容は「院内交番」だという。院内暴力の予兆があれば直ちに職員から渉外室へ通報があり、渉外室メンバーが現場にすぐ駆けつけ、院外退去の勧告や警察への通報などの対応が取られる。

横内氏は言う。

「慈恵医科大学附属病院の暴力対策の基本方針は、①医療機関ではいかなる暴力・暴言も許さない、②医療従事者を組織として守る、の2つです。どんな事情があろうと、暴力は決して許されるものではありません。ただし、その大前提として、医療者は患者に対し最善の医療を尽くすことが必要です」

全く同感である。

明らかに不当な暴力、暴言を受けたら、ためらわずに警察に相談すべきだ。被害届を出し、その際には、トラブルの経緯を書面にまとめたものを持参する。今はICレコーダーという大変便利な小型録音機器があるので、これを院内に数台常備し、問題が起きそうだと感じたら、会話などを録音するよう職員に徹底させるのがいいだろう。

患者との会話を録音するのに、相手の承諾を得る必要があるのかという質問を受けることがある。これについては、一方の当事者が相手方との会話を録音することは、相手方の同意を得ないで行われても違法ではないとの最高裁決定（平成12年7月12日裁判所時報1272号6頁）がある。

ただ、「あの病院に行くと無断で会話を録音される」といううわさが立つのは、病院の印象を悪くしかねないので、院内掲示などで「当院では院内での迷惑行為を防止するため、患者さんとの会話などを録音・録画することがありますので、ご理解・ご協力のほど何卒よろしくお願いします」と告知しておくのも1つの手だと思う。

ちなみに慈恵医大病院では、ハード面の対策として、暴力・暴言の発生頻度が高い救急部などには防犯カメラを設置。外来受付には、カウンターの下に警報ボタンを設置して、すぐに渉

●迷惑行為を防ぐためのポスターの例（大阪府保険医協会作成）

ご来院の皆さまへ

迷惑行為により診療を
お断りすることがあります

当院では、次のような迷惑行為があった場合には、診療をお断りする場合があります。患者さんの安全を守り、診療を円滑に行うとともに、最善の医療を提供するためにも、何卒ご理解のほどお願いします。

①他の患者さんや職員にセクシュアルハラスメントや暴力行為があった場合、もしくはそのおそれが強い場合

②大声・暴言または脅迫的な行動により、他の患者さんに迷惑を及ぼし、あるいは職員の業務を妨げた場合

③解決しがたい要求を繰り返し行い、診療業務を妨げた場合

④建物設備等を故意に破損した場合

⑤受診に必要でない危険な物品を院内に持ち込んだ場合

⑥飲酒をしている場合

院長

外室に通報できるようにしている。さらに、暴力・暴言、セクハラなどの迷惑行為があった場合は、診療拒否することがあることを宣言したポスターを院内に張っている。

こういう内容のポスターを張ると、一般の患者からのイメージが悪くなるのではないかと心配する人がいるかもしれないが、横内氏は「善良な患者と医療従事者を守るという方針がしっかりあるのだから全く問題ない。実際、ポスターが不快だと言ってきた患者も1人もいない」と言う。私も同じ考えだ。そこで、大阪府保険医協会でも、これをヒントに迷惑行為を予防するためのポスターを作成した（右ページ参照）。

■暴力をふるう可能性がある相手と交渉する場合の注意点

□2人以上で対応する（相手よりも多い人数をそろえる）
□相手の呼び出しには応じない（明らかに過失がある場合は別）
□最初の数分は反論しない
□早い段階で、相手の要求を明確にする
□凶器となるおそれがあるので、お茶は出さない
□灰皿や花瓶などを交渉の場に置かない
□組織をあげて対応し、個人に責任転嫁をしない
□毅然と対応する

□ほかの職員の応援を得られる場所で対応する
□担当者を決め、交渉窓口を一本化する
□カウンター、机越しに対応（相手との距離をとる）
□逃げ道を確保する（ドアに近いところに座る）
□事前に警察に相談し、連携体制を取る
□録音（設備があれば録画）の準備をする
□相手も録音をしていることを前提に対応する
□多弁は禁物
□相手の挑発には乗らない
□手詰まり状態になったら、交渉の打ち切りも検討する
□暴力を受けそうになったら、ためらわず警察に通報する

実際に、暴力をふるう可能性のある人物と相対して、互角に交渉するのは大変な勇気と労力がいることである。次の事例を見てほしい。

トラブル事件簿16

すぐにキレる患者

「ほかの医者は嫌や。俺はどうしてもあんたに診てもらいたい。言うことを聞かなけりゃ、ここ（診療所）がどうなっても知らないぜ」とある患者から言われて困っています」

今回もまたマル暴がらみの相談か、と受話器越しに相談者の声を聞きながら、私はノートにペンを走らせた。

今回の脅迫的言動の主は、50代半ばのAという男性。相談者であるX医院のX院長によると、Aは暴力団の元構成員で、週3回、透析を受けに来院しているそうだ。当初Aは、公立病院で透析治療を受けていたが、その後、病院の紹介で、Aの自宅に近いX医院に通院し始めた。

Aは俗に言う、キレやすいタイプの人間。X医院には透析ベッドが30床近くあるので、Aが細かい注文を出しても、職員がすぐに応えられない。すると大声で不満をぶちまけ、わめき散らす。ほかの患者にとっては大変迷惑だ。Aを何とかしてほしいとクレームが何件も寄せられただけでなく、中には「通院をやめたいのでほかの医療機関を紹介してほしい」と言ってくる患者も出てきた。

困り果てた院長は、Aを紹介してきた公立病院の担当医に相談し、検査入院という形で一時的に預かってもらえることになった。Aには医学的な理由をつけて納得してもらった。ところが、ほっとしたのもつかの間。2週間ほどたったころ、病院の主治医から、「Aがそっちに帰りたがっているが……」との電話が入った。

「また、戻ってくるのか」

X院長はうんざりしたが、このことを正面から切り出せば、「診療拒否」に当たるのではないかと不安になり、私に電話をかけてきた。

尾内流解決術

度胸を振り絞り短期決戦

X院長からの相談に、私はまずこう切り返した。

「医師法第19条に『正当な事由がなければ、これを拒んではならない』とありますが、『正当な事由』とは通常、医師本人の病気などにより診療が不可能な場合など、社会通念上、やむを得ないと認められる場合に限られたものです。患者が暴力をふるうのなら別ですが、暴言とか振る舞いが気に入らないという理由だけでは拒否できませんよ」

X院長は反論する。

「それはわかるのですが、私とAの信頼関係にはもうヒビが入っていますし、スタッフも全員、戻ってほしくないという結論を出しています」

「ではX先生のところ以外に、近隣でどこか透析を受けられる医療機関はあるんですか?」

「隣町にあるのですが、少し遠いので、Aは行きたくないようなんです」

ここまで聞いたところで、情報を整理して、次のようなアドバイスをした。

「ならば、一時しのぎの対処法ではなく、Aに『これ以上、迷惑をかけないでほしい』とはっきり言うべきです。暴言を吐いても、Aは先生のところに戻りたいと言っているのですから、少しは『反省』や『後ろめたさ』もあり、先生への依存心も残っているように思えます。そこがポイントです。こういったタイプはやっぱり短期間で決着をつけたほうがいいですね。心理的優位に立つためにも、すぐ先生のほうから公立病院に出向いて、Aと話をつけるべきです。その際、男性職員を2人くらい同行させてください。1人で行くのは絶対にだめですよ」

私の経験から言うと、こうした場面で必要なのは、結局「度胸」なのである。これがあるかないか。

Aと話をする際のポイントは、相手のメンツを立てつつ、最後にこちらの思いをズバリ伝えること。「Aが今後、別の通院先を見つけられず、行き場がない時は面倒を見るが、その時は二度と暴言を吐かないでほしいと切り出す。それも語気を強めて、ゆっくり堂々と話してほしい」と助言した。

結果からいえば、この方法は私の予想を超えて、非常にうまくいった。

電話の数日後、X院長はAを病院に見舞った。Aはこちら側の事情は何も知らず、X院長らの突然の来訪を素直に喜び、〝裏社会〟の話などを機嫌よく話し始めた。

話が1時間以上も続き、場が和んできたところで、X院長は予定通り自らの〝気持ち〟を切り出し、今後のことについても、相手の目を見据え、毅然とした口調で語ったという。X院長が本題を切り出した時、一瞬、Aの表情がこわばり、「おまえら、俺をはめたな」とすごんだ。しかし、普段はおとなしいX院長からただならぬ雰囲気を感じ取ったのか、そのあとは黙って話を聞いていたという。

X院長自身は、真情を吐露したことで、極度の緊張から少し解放されたようだったが、Aから返ってきた次の言葉には正直、驚いたそうだ。

「先生、世話になったなあ」

Aはポツリとこう言い、X院長に握手を求めてきたという。どういう気持ちからこの言葉が出てきたのか、X院長にはわからなかったが、X院長の本心を聞いて、Aの心の中の何かが変化したことだけは確かだった。

正直、私もここまでうまくいくとは思わなかった。本当のところはわからないが、おそらく、X院長がAのように問題のある患者にも誠実に接してきたことが、心を開かせる原動力になったのかもしれない。「誠実さ」と「度胸」。トラブル解決には、この2つが強力な武器になることを、後日、X院長からのお礼の電話を受けながらあらためて感じた。

ちなみにAは今、隣町の医院に通っている。その後、トラブルを起こしたという話は聞いていない。今回の件を機に、Ａがこれまでの自分の行動を悔い改めたのだと信じたい。

トラブルの教訓

「誠実さ」と「度胸」が解決の力になる

事前に、勝算のある戦略を考えることはもちろん重要だが、最後は「度胸」があるかどうか、これにかかっている。ここでいう「度胸」とは、問題患者と相対するといった肝心な場面で、きちんと「道理」を貫ける器量のことを指す。

この院長は、人柄が温厚で誰にでも好かれる感じだったが、決して臆病ではなく、優しいけれど気概のある人物だった。

元暴力団構成員の患者も、そこが気に入っていたのかもしれない。普段は温厚な院長が毅然とした態度で「暴言を吐かないでほしい」と語気を強めて言い放ったのだから、効果が倍増したのかもしれない。

いくらいい戦略を立てても、実行できなければ絵に描いた餅だ。戦略の実行を実現するためのカギとなるのが、かねて私が主張している「度胸」、時に「クソ度胸」だと思っている。

着眼点 5

他院での診断はトラブルのもと

後医は「名医」ではなく、「迷惑」なことも。

トラブル相談に応じていて、困ったものだといつも痛感するのが、2人の医師が異なった診断を下すケースだ。ある医療機関での診断の評価を、別の医療機関の医師に求める人が増えている。だから、こうしたケースが生まれてしまう。

患者は、医師に身を委ねるのではなく、自身の健康、生命に関して、いい意味での「自己責任」を感じ始めている。自分の体に対して行われる治療方法を自己決定するために、患者の多くは以前よりも医師に詳細な説明を求めるようになった。それに納得できなければ、ほかの医療機関を受診するという行動に出る患者もいる。患者の心理としては、理解できる行動といえるかもしれない。

ただし、この時、2人の医師が話す内容が一致していれば何の問題も起きないのだが、食い違った時、トラブルが発生する。

具体的な事例を見てみよう。

トラブル事件簿17

薬の処方に〝主治医〟が異議

「ある患者に薬を処方したのだが、別の医療機関の医師がその患者に、私が処方した薬を飲むなと言ったようだ。『初診料はしかたないが、処方せん料は返してほしい』とその患者は強硬に主張している。どうしたらいいか教えてほしい」

今回の電話の主は大阪府下のX脳神経外科医院のX院長からだった。X医院は開業してまだ1年半だという。X院長は、患者が返金を要求してきたことに加えて、初診料と処方せん料をきちんと区別して処方せん料だけを返せと言ってきたことにも、びっくりしたらしい。

領収書の記載内容について、詳しく質問してくる患者が最近増えているようだ。

X院長に返金を求めているのは70歳の女性患者。めまいがするとの訴えで、X医院には初めて来院した。診察後、めまい・平衡障害治療剤の処方せんを書いて渡した。患者は窓口で支払いを済ませ、その日は何事もなく帰っていった。ところが10日ほどあと、突然電話をかけてきて、こうまくし立てた。

「私は糖尿病と高血圧の治療で、○○大学病院にも通院している。念のため、X先生から処方してもらった薬を持参して、飲んでもいいのかと私の主治医に尋ねてみたら、飲まないほうがいいと言われて驚きました。先生は、どうしてそんな薬を処方したのでしょうか。私には納得がいかない」

これに対してX院長は、「ちゃんとあなたの症状をじっくり聞いて、それに合う薬を出したのだが」と応じたが、患者は納得しない。

「主治医が飲むな、とはっきり言ったんですよ。間違いなく」

「私が出した薬は、消化性潰瘍とか喘息の患者さんには慎重投与せよ、ということになっています。また、高齢の方には減量投与することが薬の添付文書に記されています。当然、その点も熟慮して処方しました」

「いや、主治医の先生のほうが正しい。私としては、初診料はしかたないとしても処方せん料は返してもらわないと気が済みません」

こんな押し問答がしばらく続いたそうだ。結局、電話ではらちが明かないと判断したX院長は、後日あらためて返事をすると伝えていったん電話を切り、すぐ私のところに連絡してきたという。

尾内流解決術

直接会って相手が納得するまで説明

今回のトラブルと似たような相談は、私としては何度も経験済み。実はよくある話であり、対応方法はシンプルだ。私は、まずこう告げた。

「先生、『後医は名医』っていう言葉がありますよね。いくつかの医療機関にかかった場合、あとで診察した医師ほど正確に診断できるという意味の言葉です。しかし、今回の薬の処方に関しては、より正しい判断を下せるはずの『後医』の何気ない一言により、患者は『前医』である先生に不信感を募らせたという構図になっています」

「つまり患者は私の言うことを信用していない。そういうことですよね。ちょっと腹立たしいですが、こんな場合はどう対応したらいいのでしょうか」

私は、これまで聞いた話を踏まえていくつかアドバイスをした。

まず、患者に対しての怒りの気持ちをぐっと抑えること。怒ったところで何も解決しない。それに、患者は大学病院の医師から、正反対のことを言われたのだから、X院長を疑ってもしかたない面がある。次に、不適切な診療をしたわけではないのだから、来院してもらい、薬の処方が間違っていないことを添付文書などを使って直接説明したらどうか。おそらく大学病院の主治医は、X院長が処方した薬の添付文書を調べ、「慎重投与」「減量投与」の記載を見て、軽い気持ちで「飲まないほうがいい」と言ったのだろう。

X院長は早速、患者と連絡を取り、クリニックに足を運んでほしいと伝えた。その翌日の午後、女性患者が現れた。

X院長はカルテを見せながら、どのように診断してその薬を処方したのか、また、薬の副作用などに関しても添付文書をもとに、時間をかけて丁寧に説明した。十分と言い切れるかどうかわからないが、最後には患者に納得してもらったという。

トラブルの教訓

自信を持って説明を尽くすしかない

世間に広がっている医療不信のせいなのか、このような「後医」と「前医」の判断の食い違いから起きるトラブルが、最近、ますます増えているように感じる。もし同じような事態に巻き込まれたら、院長は、自分の診断に自信を持って患者に説明を尽くし、理解を得るしか解決策はないだろう。

主治医が別にいる場合、ささいな「見立て違い」がトラブルを生む。このケースとは少し違うが、セカンドオピニオンをもっと活用しようという風潮が高まっている。セカンドオピニオンは、もともとかかっている医師の紹介を通じて、というのが原則だが、患者が自分の意思で、紹介を受けずに別の医療機関を受診した場合などには、今回のケースに近いトラブルが起きる可能性がある。

結局は何かトラブルが起きてからではなく、普段から患者に対する診療内容や治療方針の説明に努め、患者との信頼関係を築いておくことが最大の予防策にもなる。ここでも重要なのは、伝える側が患者に「伝わるように」工夫して、必死にコミュニケーションを取ることだ。

その場合、言語だけのコミュニケーションではなく、非言語のコミュニケーションにも工夫がいる。

医師の表情や座り方、目線の配り方などのちょっとしたしぐさ（こういうところが見られていることに、意外に気づかないものだ）が、患者にメッセージとして伝わっていることを医師の方々は忘れないでいただきたい。

温かく、相手を包み込むような懐が深い印象を与えられるようになるには、まず自身の精神の乱れを安定させることが欠かせない。医療現場は多忙を極めるが、だからこそ、日ごろから心の乱れには注意したい。診療に臨む前には、例えば、目を閉じて1分間ゆっくり深呼吸を繰り返すなど、自分なりの精神統一法を見つけて実践してみるのもお勧めだ。

着眼点
6

相手の人間関係を探る

患者の家族関係には、時に思わぬ火種が潜む。

高齢社会の到来で、患者の高齢化もこれからどんどん進んでいくだろう。高齢患者の場合、娘や息子夫婦などの家族と通院してくるケースも少なくない。そうした場合には、家族関係に思わぬ火種が潜んでいることもあるので注意が必要だ。

核家族化の進行は、家族のあり方・家族内での人間関係にも大きな影響を与えている。年老いた親の健康状態や生活が気になり、本当は同居して面倒を見たいのだが、家が狭かったり、嫁と姑などの人間関係の問題があったりして、同居できない。例えばそんな状況で、親が子どもにSOSを送ってきたら、子どもは心を痛め、自責の念にかられる。そんな時、他人を責めることによって、心の平衡を保とうとする人もいる。

一方、親子が同居している場合でも、例えば、嫁姑の間に何らかのわだかまりがあるケースなどでは、注意していないと、医療機関がそれに巻き込まれてしまうこともある。世の中にはいろいろな家族関係があり、必ずしも自分が抱いている「家族関係に関する常識」が通じるとは限らない。早速、ケースを見てみよう。

トラブル事件簿18

不用意な発言に患者の家族が激怒

「院長と事務長から『今度、患者とトラブルを起こしたらクビにする』と一方的に言われ、私の言い分は全く聞いてもらえない。どうしたらいいか相談に乗ってくれませんか」

電話の主はA病院に勤務するX医師。現在59歳で、定年まで1年足らずとのこと。もともと大阪府内の別の病院に勤務していたが、若いころ激務で体を壊し、地方の診療所に所長として赴任。その後、A病院に就職した。7年前に癌を患い手術を受けてからは、週2回の外来担当勤務にしてもらい、現在に至っている。

事の発端は、80代後半の女性を病院に連れてきた、50代の息子夫婦とのトラブルだった。女性は寝たきり状態にあり、便秘症で週1回、下剤を使って排便させているという。A病院への通院歴はない。最近少し衰弱気味だったので、心配した息子夫婦が連れてきた。

X医師は息子に事情を聞いた。

「どんな下剤を使っているの?」

「今までは、近くの診療所でもらった○○○○ですけど」

「う～ん。その下剤は、おばあちゃんにはきついなあ。もう少し効き目の緩い薬を使ったほうがいいから別の薬に変更しよう。それでこまめに排便させたら。世話は今より大変になるだろうけどな」

医療現場では、よくありそうな会話に思える。しかし、診療した日の夕方、息子の奥さんからA病院の院長宛てに、X医師を激しく非難する抗議の電話がかかってきたというのだ。

「X先生は、母の目の前で私を侮辱した。『何回も排便の世話をするのが嫌だから、1回で済ますことができるように強い薬を使っているんやろ』って。そんなつもりは全くないのに」

抗議を受けた翌日、X医師は院長と事務長から呼び出され、次のように言われたそうだ。

「直ちに患者の家族に謝罪してください。謝罪が受け入れられたら、先生の言い分を聞きます。いいですね。もし謝らないのなら、来月末で退職してほしい」

一方的な通告に、X医師は納得できなかった。「なぜ、先に自分の言い分を聞いてくれないのか。そんなことは絶対に言っていない。家族の曲解だ」と反論したが、事務長は、有無を言わせぬ口調でこう言った。

「X先生の日ごろの言動からすれば、家族が主張するようなことを言っていてもおかしくない。

次にトラブルを起こしたら、間違いなくクビですからね」

追い詰められたX医師は、以前から知り合いだった私を思い出し、助けを求めて電話をかけてきたというわけだ。

尾内流解決術

配慮が足りなかった点を謝罪する

これまでの経緯を聞いて、私は自分の考えをまとめた。まず、X医師に考えてもらいたいのは、なぜあれほど奥さんが怒ったのか。

義理の母を介護する息子の嫁——。2人の関係が非常にデリケートな場合もしばしばある。世間からも「あの嫁は出来が悪い」とか「冷たい」などと、とやかく言われがちだ。このケースでも、奥さんは介護の責任を負わされ、精いっぱい頑張ってきたはずだ。その奥さんが最も気にしているのは、おそらく義母からどう思われているかということではないだろうか。

「本当は介護を嫌がっている」と疑われたらどうしようと、奥さんは普段から気が気ではない。そのデリケートなポイントにX医師のややぶっきらぼうな発言が突き刺さったというのが、おそらくトラブルの原因だ。「侮辱された」と奥さんは電話で言ってきたようだが、誇張ではないかもしれない。仮に、同じ内容の事柄を伝えるにしても、伝え方にもう少し配慮が必要だった。

X医師が誤解を与えるような発言をしたのは事実のようだった。本人にはそのつもりがなくても、息子夫婦に謝罪をすべきだろう。医学的に正しいことを指摘しても、このように曲解して受け取られることもある、ということを医師は肝に銘じておくべきだ。

その一方で、このトラブルにおける院長や事務長の一方的な対応には、疑問を感じる。過去にこの医師と何があったのかは知らないが、「意に沿わない医師には、この際辞めてもらおう」といったこの病院の人事政策上の筋書きも垣間見えてきた。

退職を迫られたことに対して、弁護士を立てて対抗することもできるが、もし裁判などに発展すれば、身体的にも精神的にも大きな負担を強いられる。健康に不安を抱えており、あとわずかで定年を迎えるX医師にとって、徹底抗戦は得策ではない。

私はこうした考えをX医師に伝えつつ、結論として、まず、患者の息子夫婦、特に奥さんに、侮辱するつもりは全くなかったと釈明し、そのように聞こえたこと、不快な思いをさせたことに対してきちんと謝罪すること。そして、院長に反旗を翻すのではなく、定年まであと少しの間、おとなしく粛々と診療を続けるのがいいのではないか、と伝えた。

しばらくしてX医師から電話がかかってきた。

「確かに配慮が足りなかった。患者の家族にはすぐにでも謝ります。もう1点、病院と事を構えるのは、正直病気のこともあるし、この年齢では体力的にもしんどい。家内とも相談した結果、あなたが言った通りにしようと思います」

トラブルの教訓

「3つの人間関係」に配慮する

認知症の症状が少し出てきた母親を介護する嫁。この人間関係は極めてデリケートだ。介護している嫁はきっと、自分が手を抜いていたと非難された気分になったのだろう。

介護する側は、精神的にも肉体的にもギリギリのところにある場合が少なくない。その状況をわかってもらえないもどかしさなどから、言葉を感じ取るセンサーが過敏になっていることがある。

医師としては、悪気は全くなかったが、その微妙な関係への配慮に欠けていた。患者が家族と同伴して来れば、「医師と患者」の1対1の関係だけでなく、「医師と同伴してきた家族」「患者とその家族」の3つの人間関係の中に巻き込まれる。そのことをしっかり頭に入れて、診療に臨みたい。

着眼点7

はったりを見抜く

脅しや不当要求のほとんどに「水増し」がある。

ハードクレーマーやモンスターペイシェントに対応していると、相手はさまざまな脅し文句を繰り出してくる。

「訴えてやる」「マスコミにばらす」「保健所に通報する」「ネットに情報を流す」。

その時、冷静になって考えてみてほしい。自院にやましいことがないという自信があれば、「ご自由にどうぞ」と突き放すことができるはずだ。問題なのは、患者側から見て、医療機関側に小さな落ち度があった場合だ。

「患者側から見て」と限定したのは、患者によっては、長時間待たせた、接遇の態度が気に入らないといった程度のことでも「落ち度」と見る人もいるからだ。医療機関側は、その程度のことを落ち度とは考えないのが普通だろう。つまり、「サービスが悪い」という指摘である。指摘された医療機関は、その声を聞いて、改善できるところはしないといけないが、サービスの悪さを取り上げて、何らかの脅迫めいた言葉や不当な要求を投げかけてくる患者の脅し文句に耳を貸す必要はない。そのほとんどは、はったりと見ていい。だから恐れる必要はない。対応の基本方針は「毅然とした態度ではね返すこと」だ。

相手も表面的には理屈の通ったクレームを言っている場合があるので、その時には、別に時間をもらって、別室などでひたすら傾聴し、「今後の参考にさせていただきます」と告げる。ただし、相手が金銭などの要求をほのめかしてきた場合には、「応じるつもりは一切ない」ときっぱり告げる。

ここまでは比較的簡単な対応なのだが、診療に関して何らかのトラブル、例えば患者に薬の副作用が起きたり、予想外の症状が出たりした場合には、医療機関側にも少し負い目があるので、患者側の脅しや不当要求にひるみやすくなってしまう。

ここから先の対応はケース・バイ・ケースだが、医療機関側に明らかな落ち度があり、訴訟になったらかなりの確率で負ける可能性があるケースではない限り、対応の基本方針は「患者から理解と納得を得られるように行動し、脅しや不当要求には応じない」とすることが多い。

2つの事例を紹介する。後者は薬局の事例だが、医療機関にも参考になると思う。

トラブル事件簿19

2年半前に診療態度が一変

「プライドが高い患者で、手に負えません。院長に対しては従順に振る舞っているのですが、看護師やわれわれ事務職員には横柄な態度を取り、困り果てています。どう対応すればいいのでしょうか」

今回の相談者は、他県にあるSクリニックの事務職員。診療所の場合、トラブル相談の電話をかけてくるのは院長か事務長など、肩書のある管理職と相場が決まっているため、私は多少の違和感を覚えながらも、そのまま話を続けてもらった。

問題の患者は、糖尿病性腎症を患い、透析治療が必要となった59歳の男性X。Sクリニックには10年ほど前から通っており、現在は週2回のペースで治療を受けている。Xは、最初は問題行動を取るような患者ではなかった。ところが、2年半前に診療態度が一変した。

きっかけは、ささいなことだった。2週にわたって透析手帳を持参し忘れたXに対し、20代後半の看護師Aが、「今度は必ず手帳を持ってきてくださいね」と告げたところ、Xが激高。「その口のきき方は何だ」と食ってかかってきた。以来、XはAがあいさつしても無視するようになり、Aが治療を担当することも拒否。毎回、看護師Bに担当させるように求めた。

看護師Bが休みの時は、看護師CやDが担当したが、そのうちXは看護師Bの出勤日を聞き出し、別の看護師には全く担当させないようになった。

ほかの看護師に仕事のしわ寄せが及んでいることに心を痛めた看護師Aは、「自分にも至らないところがあった」とXに謝罪。しかし、XのAに対する攻撃はやまず、ついには、「Aを辞めさせろ」と事務長に訴えてきた。その後もXの嫌がらせはエスカレートする一方で、その数カ月後、Aは退職してしまった。

こうしたいきさつから、看護師BもXの態度に嫌気がさし、次第に距離を置くようになった。するとXは、来院のたびに、顔を合わせる看護職員や事務職員に当たり散らすようになった。さらに、Sクリニックを運営する医療法人の関連施設にまで頻繁に苦情の電話を入れるようになった。

この間、院長や事務長は、どんな対応をしてきたのか。

「院長も事務長も事情はわかっているはずです。でも院長は『10年も通ってくれている患者だし、下手に刺激して事を荒立てるのはよくないだろう』と言うばかりでした。事務長は法人が経営する別施設の仕事で忙しく、クリニックの問題にまで手が回らないんです」

職員は悲しげにこう答えるだけだった。

クリニックの職員が悩み苦しんでいるのに、院長も事務長も2年半も問題を放置してきたとは情けない限りだ。経営幹部失格といっていいだろう。

尾内流解決術

迷惑行為を封じる雰囲気をつくり出す

今回の事例の特徴は、医療機関側にこれといった落ち度は見当たらないことだ。にもかかわらず、クレームをつけてくる理由はどこにあるのか。Xの態度が変わったのは2年半前。そのころXを取り巻く環境に、何か変化があったのではないか。

私のこの読みは、どうやら当たっていたようだ。職員の話によると、2年半前、Xに親の遺産の相続問題が持ち上がり、兄弟間でもめにもめた結果、強引なやり方で多くの遺産を手にしたそうだ。そのことは本人も口にしていて、隣近所に知れわたっていた。近所に住む人たちの話によると、Xはプライドが高く、付き合いづらい人物だった。しかも、遺産を手に入れてからは「俺様気取り」な態度がいっそう目につくようになり、近隣でも浮いた存在になっていたという。

全体像がはっきりしたところで、私は次の3点をアドバイスした。

まずは院長に、今起きていることの重大性を理解してもらうこと。トラブルとなっている患者への対応が遅れれば、ほかの善良な患者が離れていくなど、経営面へのダメージは計りしれない。そのことを院長にしっかり認識してもらう必要がある。院長自身が動くことが、トラブル解決の要となる。

そのうえでやるべきことが、組織としてのトラブル対策である。Xのような患者に対しては、問題行動は許さないという毅然とした対応を取ることが欠かせない。それを診療所だけではなく、法人内のグループの全職員が一丸となって、実行に移す。

具体的な対処法としては、例えば「○○はできないのか」とXがわがままを言っても、「当院では応じかねます」と拒否する。この答えに対して「そんな態度を取って許されると思うのか」と脅されたら、「診療所の方針ですから」と冷静に突き放す、といった具合だ。こうしたプライドの高い患者が発する脅しのほとんどははったりであり、動じることなく冷静に対応すれば、相手も引き下がることが多い。

以上のようなトラブル対処法は、実践となると、すぐにはうまくいかないことも多い。そのため、院内で講習会などを開いて、一度ロールプレイングで練習するよう助言した。

何カ月かして、相談の電話をかけてきた職員から私に連絡が入った。アドバイスに従い、まずは院長にそれまでの考えを改めてもらったとのこと。そして院長の陣頭指揮の下、この職員が中心となって、組織的なトラブル対応に努めた。その結果、Xは最初こそ抵抗したものの、以前とは異なるクリニックの雰囲気を感じ取ったのか、問題行動を控えるようになったという。

XにとってSクリニックは、10年にもわたって通い、愛着もあるところのはずだ。診療所から毅然とした態度を取られて、初めて自らの言動のおろかさを悟ったに違いない。そこまでしないとわからないような患者も少なくないのである。

次の事例は、患者への気遣いがあだとなってしまった気の毒なケースだ。トラブルの舞台は医療機関ではなく調剤薬局だが、病医院でも参考になる内容なので紹介する。

トラブル事件簿20

突如キレた患者の義父

「ぜひ相談に乗っていただきたくて……」

受話器の向こうでこう切り出した相手は、近県で調剤薬局を営む女性薬剤師のM氏。最初に相談したTクリニックの院長から私のことを聞いて、電話をかけてきたとのことだった。

Tクリニックをかかりつけ医とする20代の女性A子が、M氏の勧める薬局を初めて訪れたのは、2日前の昼過ぎのこと。受診の帰り道で、クリニックからはステロイド吸入剤が処方されていた。

A子はとても急いでいるようで、薬局に着くなり「早くしてくれ」とせかしてきた。M氏はその要請をある程度聞きつつも、ひと通りの服薬指導をするとともに、使用上の注意を記した薬剤情報提供文書も手渡した。ただ、A子はその間、時間ばかり気にしており、いら立つそぶりを隠そうとしなかった。

M氏は、A子がちゃんと話を理解してくれたか、気がかりだった。

「A子にせかされるあまり、説明が不十分だったのではないか。特に薬を吸入したあとの、うがいの重要性については伝え足りなかったかもしれない」

M氏は不安になり、翌朝、A子の自宅に電話を入れてみた。すると、電話に出たのはA子の義理の父親で、A子は留守だった。

そこでM氏はこの義父に、「A子さんへの服薬指導が十分でなかったかもしれませんので、薬の吸入後はしっかりうがいをするよう伝えてください」と頼んだ。さらに「うがいが不十分だと、のどがひりひりすることもありますので」と付け加えた。これに対し義父は「わかりました。では伝えておきます」と応じた。

それから1時間ぐらいが経過したころ、義父から薬局に電話がかかってきた。声の調子は先ほどとは打って変わり、一気にまくし立ててきた。

「さっきはこっちも『わかった』なんて言ったけど、そういえば嫁のA子は昨晩ずっと泣いていたぞ。きっと、のどの調子が悪かったんや。これはおたくの責任やろ。薬の影響を診てもらうために病院にかからんといかんし、その治療費として5000円ぐらい払ってもらわんと」

あまりの変節ぶりにM氏は驚くばかりで、思わず「わかりました」と答えてしまった。だが、この先どうなるのか心配になり、処方せんを発行したTクリニックに電話を入れ、そのあとで私に相談の電話をかけてきた。

尾内流解決術

警察、ビル管理会社とタッグを組む

義父の脅しに対してM氏は「わかりました」と返答したが、私の判断ではまだ十分間に合うはずだった。早速、次のようにアドバイスした。

義父にはこのあとすぐに電話を入れ、「治療費に関しては、実際に医療機関を受診したあとで領収書を提示していただければ支払います」と伝えてみてほしい。

私がこう助言したのは、経験上、この手の脅しははったりであることがほとんどで、わざわざ医療機関を受診しないだろうという確信があったからだ。私の読みでは、次のような展開になることが予想された。

薬局からの申し出に相手は必ず逆ギレする。そして、いかに被害が大きかったかを語り始め、「もし大事になったら責任を取れるのか」などと暗に金銭を要求してくる。その場合にどう対応するかは、相手の出方次第で変わってくる。私はM氏に、「義父に電話を入れたら、再度連絡を欲しい」とだけ告げておいた。

10分もしないうちにM氏から再び電話がかかってきた。義父に連絡を入れたところ、相手は案の定、「あんたのせいで治療費が100万円や200万円になっても知らんぞ。その時は払うんだな。夕方そっちに行くから待っとけ」と言ってきた。その報告を受けた私は、次のようにアドバイスした。

相手が本当に薬局に乗り込んでくるかはわからないが、それに備えて警察と、薬局が入っているビルの管理会社に相談に行くこと。これまでの経緯を話し、義父が来るかもしれない夕刻に、偶然を装って薬局の見回りに来てもらってはどうか。

後日もらった電話によると、このアドバイスの効果はてきめんだった。義父は予告通り、その日の夕方に薬局に乗り込んで来た。病院の領収書など持っているはずもなく、最初はねちねちと薬局を責め立て、次第に大声を張り上げ、M氏を威嚇し始めた。

そんな折、警察官とガードマンが3分ほどの時間差で到着。すると義父は途端にうろたえた様子を見せ、小声で「領収書をもらってきたら、払うんだな」と捨てぜりふを吐くと、そそくさと立ち去った。その後は現れていない。

トラブルの教訓

相手は自分を大きく見せようとする

患者の義父は、突如キレて言いがかりをつける、モンスタータイプの人間である可能性が高い。患者を気遣った薬剤師が善意で電話をしたにもかかわらず、こんな仕打ちに遭うとはひどい話であるが、こういったタイプの患者が現実にいて、しかもその数は増えている。

医療関係者は心根が優しい人が多い。医療機関は体も心も弱った患者が集まってくる場所なので、職業柄そういう性質が合っているのだが、最近では、医療の場が時に、自分の利益を獲得するための「交渉の場」になることがしばしばある。交渉相手は、常に自分を大きく見せる演技や話術を弄してくるので、医療界という狭い世界の中で暮らしていると、だまされることになりかねない。

モンスターペイシェント対策の1つとして意識しておきたいのは、やはり警察などとの連携体制だ。トラブルが起きてからではなく、普段から関係づくりを進めておくといざというときに役立つ。そのことを、あらためて強調しておきたい。

●トラブルの「本質」を見極める

着眼点8

同じトラブルが、他院で起きていないか

「一度、味をしめたら何度でも」が常習者の手口。

不当要求を振りかざすクレーマーは、同じような手口の迷惑行為を別の医療機関でも行っている可能性がある。ある医療機関で要求が少しでも受け入れられたりすると、それに味をしめて、同じ手法を他の医療機関でも試す。やっかいなのは、相手は2回、3回と同じようなことを繰り返しているので、医療機関がどうすれば困るかを学習していることだ。だから、少々手ごわい。

私はこの種のクレーマーは、医療機関に限らず、ほかの生活の場面においても、同じような行為で周囲に迷惑をかけていると確信している。私がこれまで遭遇したクレーマーの中にも、飲食店やスーパーなど、自分が足を踏み入れた先々で苦情を言いまくってひんしゅくを買って

いる者が少なからずいる。

相談を持ちかけてくる院長に私は、「大変だとは思いますが、クレーマーを避けるのではなく、しっかりと向き合い、先生のところで止めてください」といつもお願いしている。そうしなければ、彼らはほかのところで、再び同じことをする可能性があるからだ。

特に、クレーマー患者が若い場合は、教育的な面から今後のためにも、彼らに「ゴネ得」の味を覚えさせてはならない。不当な要求に屈することは、患者本人のためにもよくない。勇気を持って立ち向かっていただきたい。

私が遭遇した「常習者」と思われる患者によるトラブル事例を見てみよう。

トラブル事件簿21

保健所にタレ込んだ患者

「当院を受診したある患者から、保健所に『無理やり鼻からファイバー検査をされて、もともと悪かった頸椎がさらに悪化してしまった。なのに、院長は謝りもしない。医療内容に問題があるので何とかしてほしい』とタレ込みがありました。保健所の係官から今日の午後に来院すると、一昨日電話がありました。どう対処すればいいか、教えてほしいのですが」

大阪府東部で耳鼻科診療所を開業しているC院長の奥さんからだった。保健所の立ち入り検査を受けた経験がなかったので、院長ともども非常に心配になり、私に電話してきたそうだ。

患者は50代の男性。3カ月前に初めて診療所を訪れ、約1カ月後に2度目の来院をした。頸椎に治療歴があるのは問診票に書き込まれた情報からわかっていたので、本人の了承を得たうえ、座位で診療し、患者は文句を言うこともなく帰宅した。

ところが、その後、1カ月近くたって突然やって来て、「頸椎の状態が悪化した。交通事故の後遺障害があるのに、ファイバー検査をやったからや。どうしてくれる。ひどい治療や」と怒りをぶつけてきた。いきなりだったので院長も当惑気味に「検査を受けることに納得していましたよね。問診票もあるし、1カ月もたってから言われても……」と返答すると、患者は、「この年になると、医療ミスをたくさん見てきているからなあ。最後は、先生にちゃんと責任を取ってもらわないと」と低い声でつぶやいたそうだ。

脅迫めいた言葉にC院長は不安になったが、患者がそれ以上突っかかってこなかったのでそのままにしておいた。そうしたら、一昨日いきなり保健所から電話が入ったという。さぞびっくりしたことだろう。

「確信犯」のしっぽをつかむ

大方の経過はつかめたので、まず、今日来院する保健所係官への対応に関して、必要な助言をした。

第1に、患者の話がどのように保健所側に伝わっているのか探ることを念頭に置きつつ、質問にはカルテに基づいて丁寧に答えること。そうすれば何の問題も起きない。通常タレ込みがあった場合、保健所は先に患者の言い分を聞き、事実確認のため診療所にやってくる。患者がどんな内容を保健所に伝えているかで、タレ込んだ患者がどの程度、悪意を抱いているのかがわかってくる。

治療後1カ月の間に、何らかの原因で頸椎の痛みが増したが、痛みの原因として一番もっともらしいファイバーによる検査が浮かんだのだろう。そこで来院して苦情を言ったと考えられないか──。私は奥さんに、まずそう伝えた。

第2にこの患者は、前にかかっていた2軒の診療所でも同様の行為をしている可能性があるので、急いで調べたほうがいい。経緯を聞いていると、「こいつは慣れているな」という感じがした。タレ込みの常習者かもしれない。それを確認してから、保健所に対応すべきだ。私がそう判断したのは、2回目の来院で、C院長にいきなり余裕のある態度で脅迫的な言葉を発したからである。

C院長と奥さんは、私の助言を受けて早速行動を開始し、まず患者の〝前科〟の確認を始めた。

幸い2軒とも知り合いだったので、この患者のことを詳細に聞くことができた。1軒目は、同じようなことを言われたが相手にしなかったらしい。もう1軒のほうは、そこが発行した処方せんで薬を出した薬局に、「副作用の説明がなかった」とあれこれ難くせをつける電話が入ったそうだ。

2つの診療所での行動を確認することで、この患者が確信犯であることがほぼ確実になったので、C院長は、保健所の係官が来る前に心の準備がしっかりできたという。

保健所の係官が来院してからは、私のアドバイス通りに、落ち着いてカルテに基づいて事実関係を説明した。最終的には保健所にも納得してもらえたという。

そこで、この患者が保健所にどんな苦情を言ってきたのかを率直に尋ねてみたそうだ。保健所の係官はC院長を信用してくれたようで、タレ込みの概要を聞くことができた。

「交通事故に遭って頸椎が悪いと言っているのに、経鼻のファイバー検査を無理やり受けさせられ、頸椎の状態が悪化した。C院長に謝罪してほしいのに拒否された」「この診療所は、患者にひどい治療をするところだから、いっぺん調べてほしい」——。自分の脅迫めいた言動は一切棚に上げ、C院長を悪者に仕立て上げていた。

C院長と奥さんは、今回の事件でこんな悪意のある患者がいることを初めて知った。今までにこれほど患者から悪意をぶつけられたことはなかったので、ある意味ショックだったが、心構えは十分できた。その後この患者の来院を待ったが、いまだに来ていないそうだ。

トラブルの教訓

常習者を地域であぶり出す

相手の脅しの切り札は「保健所に通報する」だったが、同じようなクレームによるトラブルが別の医療機関でも起きていることがわかったので、自信を持って対応できたのが勝因だった。場数を踏んでくると、早い段階で、問題患者の手口、行動パターンなどから直感的に常習者と見抜けるようになる。

このケースでは、患者は診療所に怒鳴り込んできたのに、回答を待たずにいきなり保健所に連絡していた。まず、その点に違和感を持った。保健所が医療機関ににらみを利かせていることを患者は知っていたわけだ。しかも、話をよく聞いてみると、ファイバー検査と頸椎の痛みが悪化したこととの間に、因果関係はまるでなさそうだった。さらには、脅迫と受け取られないように考えられた、婉曲的な脅し文句の言い回し。これらから、常習者の可能性が高いと感じたわけだ。

多くの医療機関は、こういった常習者がどんな手口や行動パターンで接触してくるのかという情報を共有できていない。トラブルを表に出すこと＝医療機関の信用失墜、と受け止めているようで、なかなか表に出したがらない。トラブル常習者はそこのところを巧妙に突いてくる。そろそろ、医療機関も考え方を変えて、「地域的＝面的な対応」を検討すべきではないだろうか。

近隣の医療機関の院長や事務長などが集まって、患者トラブル事例を情報交換する場があってもいいかもしれない。病院では、「職場安全委員会」「医療安全管理研修会」などで、院内で生じたトラブル事例の対応を検討している。これの地域版のようなものだ。

着眼点 9

トラブルの最大の原因は「医師の説明不足」

説明は相手のためでもあり、自分のためでもある。

患者トラブルの原因を調べていくと、必ずと言っていいほど医師の説明不足というものにぶち当たる。

患者が順調に回復していれば、この問題が表面化することはあまりない。だから、自分の説明が足りていないことに気がつかない医師が多いのかもしれない。

説明が足りているかどうか。その判断をするのは患者だ。説明した医師ではない。特に、経過が順調ではない時は、しっかりと念入りに説明する必要がある。

こういう時、患者は精神的にも身体的にも不安定な状態にあるため、医師の説明が耳では聞こえていても、頭に入っていない場合も多い。また、治療のリスクについて説明を受けても、そのリスクが自分の身に降りかかることはないだろうと思い込んでいるため、ちゃんと理解できていないケースがよくある。ところが、病気が「可能性」から「現実」になると、患者は説明を受けていたにもかかわらず「まさかこんなことになるとは聞いていなかった」と医師に抗議の矛先を向けてくる。

つまり、患者に「医療の不確実性」に対する認識を持ってもらうことは難しいと考えたほうがいい。だからこそ、説明には十分に時間をかける必要がある。

患者が、医師の診療に少しでも疑問を持ち始めたら、トラブル発生の危険度は一気に高まる。実際にあった事例を見てみよう。

トラブル事件簿22

「サイテーの医者」の張り紙

「ここ数日、何者かに張り紙で嫌がらせをされて、かなわんのですわ。どうしたらよろしいやろか」

午前9時すぎ、X市内にあるA医院のA院長から、少しギョッとするような内容の電話がかかってきた。嫌がらせの張り紙とは尋常ではない。A院長は上ずった口調で話を続けた。それを要約すると、おおよそ次のような内容だった。

その前日の朝、いつものように出勤してきた職員が、医院入り口のシャッター上の〝異変〟に気づいた。

「ヤブ医者のA」

「この医者にかかると命が危険」

「サイテーの医者A」

油性ペンでデカデカと書かれたA3サイズくらいの紙が数枚、シャッターを覆うように張られていたというのだ。職員は紙をはがし、程なく出勤してきたA院長に張り紙を手渡した。

A院長は単なるイタズラと考え、その日は放っておいた。ところがその翌日、今度は医院周辺の電柱数カ所に、同じ内容の紙が張られていた。驚いたA院長は、「これはイタズラではない」と考え、あわてて私に連絡してきたのだった。

私はすぐに動けない事情があったので、その日の夕方、「夜診」が始まる前にA医院に出向くことにして、いったん電話を切った。

夕刻、A医院に到着。「夜診」の開始時刻が1時間後に迫っていたので、あいさつもそこそこに単刀直入に聞いた。

「犯人の心当たりはないと先生は言われますが、最近、患者との間でトラブルらしきことがなかったかどうかを思い出してほしいのですが」

A院長はちょっと考え込んでいたが、「そういえば、トラブルというほどのことではないが、確か1カ月ほど前、薬の副作用で少しもめた患者が1人いるな」と打ち明けた。念のため詳しく聞いてみることにした。

患者は60代後半の男性。別の病院で手術を受け、退院後、自宅から近いということでA医院に初めて来院した。初診時、少しむくみがあり、血圧が高かったので、A院長はある利尿剤を処方したそうだ。

ところが、2週間後の再診時、患者は、「この薬を飲んでから立ちくらみ、しびれ、ふらつきが起きるようになった。手術をして、せっかくよくなっていると思っていたのに、とんでもないことになった」と怒っていたという。

A院長は私に経緯を話しながら、「自分は副作用についてちゃんと説明したし、処方していた薬もすぐに中止した」と何度も繰り返した。だが、いろいろと問いただすと、その日は患者が多くて混雑していたため、この患者に薬の副作用について、かなり大ざっぱな説明をしていたようだ。診察後、患者は不満そうな表情を浮かべ、文句を言いながら帰っていき、その後プッツリと来なくなったという。

尾内流解決術

意外な方法でトラブルに幕

話を聞いて、私はこの院長にちょっと説教したい気分になってきた。

「先生の説明に患者さんは納得しなかった。これは事実でしょ。先生の言うことを患者さんが理解して、初めて『ちゃんと』説明したことになるんですよ」。この患者は、もっと時間をかけて丁寧に説明してほしかったに違いない。

「そりゃ、怒るはずだ」と思いつつも、院長の話から、張り紙の犯人はこの患者にほぼ間違いないのではないか、ということになった。

院長と患者のカルテを見ながら、何か対策はないものかと考えていると、ふとカルテに張り付けてあった保険証のコピーが目に飛び込んできた。保険証は、患者の息子さんが勤務する会社の健康保険組合が発行したもので、よく見ると医薬品卸B社の社名が書かれていた。

「これが解決の糸口になるかもしれない」と直感した私は、院長にすかさず尋ねた。

「先生、B社と取引がありますか?」

「ありますが、それが何か……」

「B社の営業担当者ルートで、今から患者の息子さんに連絡してみましょう」

かなりイレギュラーな対応だったが、ほかにいいアイデアが浮かばなかったので、この方法を採用した。

A院長はB社の担当者に電話をかけ、息子さんの名を告げて「相談したいことがあるので、すぐに連絡を取りたいのだが」と言った。すると10分もたたないうちに、患者の息子さんから連絡が入り、「夜診」が終わる午後8時ころに、A医院に訪ねてきてくれることになった。B社の担当者や患者の息子さんには、詳しい事情は伏せておいた。

ここまで対応したところで「夜診」が始まったので、私は「無実の人を疑っているかもしれないので、くれぐれも慎重かつ丁寧に対応してください」とアドバイスして、ひとまず帰ることにした。

翌日の夕刻、私はA院長から電話で次のような報告を受けた。

院長は、「夜診」の終了直後に訪ねてきた息子さんに、張り紙の件と薬の副作用でもめた話をして、「疑ってしまって誠に申し訳ないが、それとなくお父さんに事情を確かめていただけないか」と打診した。

その夜、息子さんはA先生に会ったことを父親に話し、「張り紙」の件をただすと、意外にもあっさり白状したそうだ。翌日、その患者と息子さんは2人でA医院を訪れ、頭を深々と下げて謝罪したという。院長も、患者が術後で体が弱っていることを考慮して、もっと時間をかけて薬の副作用の説明をすべきだったと素直に謝罪し、トラブルは無事解決した。

トラブルの教訓

伝えようとする熱意がトラブルを防ぐ

私は医院の悪口を書いた張り紙をする患者の肩を持つ気は毛頭ない。だが、今回のケースでは、院長は大いに反省すべきだろう。薬を飲んで副作用が起きたら、普通の人ならびっくりしてしまう。

あわてて医院に駆け込んで、異変を伝えたところ、「それ、副作用ですね」とあっさり返されたら、誰でもむっとする。

副作用に関して、事前にしっかり説明するのは当然として、いざ副作用が起きた時には、なぜそうなったかをわかりやすく説明するともに、患者の不安に寄り添う言葉をかけて、気遣う姿勢を見せることが欠かせない。例えば、「それはつらかったですね。さぞ、びっくりされたことと思います。すでに服薬を中止しているので、体調はすぐ戻ると思いますが、この先不安なことがありましたら、いつでもすぐ連絡してください」といった具合。患者が抱いている不安を一緒に解消していくという姿勢を言葉にして伝えることがポイントだ。

ところで、インターネットの普及で、専門的な情報が簡単に入手できる時代になってきた。やろうと思えば、一般の人でも、最新の医学論文もネット経由で入手できる。消費者がどんどんプロ化しているのは、医療の世界でも同じだ。

医師と患者の関係では、「情報の非対称性」がよく問題になる。つまり、医師が医学情報を圧倒的に多く握っているのに対して、患者は専門性が壁になって、自分の診療情報をちゃんと把握しづらい、というもの。こうした状況がネットの普及などによって少しずつ解消されつつある。しかし、消費者がプロ化するのはいいのだけれど、知ったかぶりの域を出ないエセプロが多いのもまた事実だ。

この種の人がトラブルを起こすとたちが悪い。私の分類ではハードクレーマーに当たる。中途半端に知識があるので、医師の見立てを疑ったり、「自分は○○の病気に違いない」といった思い込みにとらわれたりする。そうした患者に、きちんと説明していくのは大変な労力を要するが、本人が納得するまで説明しないと後々トラブルになるかもしれない。

この説明不足に関しては、何度も繰り返すが、伝える側が必死に「伝わるように」努力するしか方法はない。まさに、「必死のコミュニケーション」「一生懸命伝えようとする熱意」が、トラブルを防ぐということを覚えておいてほしい。

第4章

トラブル解決の「技術」

この章では、トラブルの解決に欠かせない「技術」のうち、対策の立案から実行までを解説する。こうした「技術」が効果を発揮する大前提は、院長がリーダーシップを発揮して、病医院全体で「何としてでも解決する」という強い意志を持つことだ。そして、対策の実行には「誠実さ」と「度胸」が求められる。

技術1 「一筆」は絶対に書かない

書いた時点でトラブルの難度は一気に上がる。

クレーマーは交渉の過程で、今後の展開を自分に有利にするために念書を書けと言ってくることがある。念書とは契約書の一種であり、書かれた内容は双方の合意事項として効力を発揮するため、安易な作成は厳禁である。次には、落ち度を認めた根拠としてその文書を使い、新たに脅してくる可能性が高い。

相手に不快な思いをさせたのなら、口頭でそのことに関して謝ればいいわけで、何も文書を作成する必要はない。万が一、相手の勢いに圧倒されて念書を書かされたとしても、相手の言いなりになる必要はない。強要されて書かされた場合は、すぐ警察に相談し、経緯を説明してアドバイスを求め、その後の対応を話し合うのがいいだろう。「今、警察と対応を相談している」と脅してきた相手に伝えるだけで、引き下がる場合も少なくない。とはいえ、一筆は書かないに越したことはない。

以下に紹介するのは、残念ながら、念書の作成に応じてしまったケースだ。

トラブル事件簿23

念書を書いてしまった院長（その1）

「取引先の歯科医が『責任を取れ！』と脅されて困っている。何とかしてあげられないだろうか」

電話をかけてきたのは、知り合いの医療機器メーカーの営業マン。直前まで得意先のA歯科医院を訪問していたのだが、帰りがけにA院長から、「トラブルに巻き込まれ、とても困っている」と打ち明けられたという。

よくありがちな患者とのゴタゴタかな、と高をくっていた私だが、話を聞いていくうちに、「これは普通ではない」と思った。

A医院が巻き込まれたトラブルというのは、次のような内容だった。

一昨日の朝方、院長のところに隣県でX歯科医院を開業しているX氏から電話が入った。A医院で勤務している女医が「X医院の患者を勝手に引き抜いている」とクレームを寄せてきたのだという。この女医は少し前まで、X医院とA医院の両方で働いていた。

さらに、X氏はその日の夜、事務長と名乗る者と、こわもての男2人を引き連れ、医院に乗り込んできた。

X氏の要求は、とにかくむちゃくちゃと言ってよかった。

「(その女医は)うちの患者を引き抜いていることがわかったのでクビにした。そんなやつはそっちでもクビにしろ。もう1つ要求がある。その女医が引き抜いた患者の名簿を出せ。ついでにカルテも持ってこい」

さらに、これらの要求を必ず実行する担保として、院長に一筆書くように迫った。

思いがけない訪問と、相手の迫力にすっかり面食らってしまった院長は、相手に言われるがまま、「必ず実行します」と念書を書いてしまった。

X氏がA医院に提出を求めた名簿とカルテのコピーを取りに来るのは、明日の昼過ぎとのこと。それで院長は居ても立ってもいられず、出入りの業者に、悩みを打ち明けたのだった。

尾内流解決術

脅しに屈しない姿勢を見せる

ここまでの話を聞いて私はまず、院長が明日、どうしようと思っているのかについて、営業マンを通じて尋ねてみた。すると、思わずガクッと転びそうになるような、あきれた答えが返ってきた。X氏がやってくる時間に、歯科医師会の顧問弁護士に相談のアポイントを入れており、自分は外に出かけて、X氏らと会わないようにするのだという。

院長のこの責任感のなさには、さすがにこちらもカチンときた。X氏たちへの対応を受付の事務職員だけに任せて、もし何かあったらどう責任を取るつもりなのだろうか。

多少説教がましいとは思ったが、今回の相談主である営業マンには、院長が取ろうとしている行動はあるまじきものであることを強く言って聞かせた。そのうえで、このトラブル事例をもう一度、整理してみた。

まずトラブルの火種となっているのは、A医院に勤務する女医である。この女医は非常勤の職員で、つい先ごろまでX氏の医院でも働いていたが、そのことをA院長には報告していなかった。

X氏のクレームを受け、院長がこの女医に患者引き抜きの件について尋ねると、こんな返答だったという。

確かに、X氏の医院に勤務していた時、患者に2度ほど、A医院を紹介したことはあった。ただそれは、X医院では十分に対応できないインプラントの相談を受けたためで、A医院のほかにもう1軒、別のクリニックも紹介していた。

この話が事実であるなら、「患者を引き抜かれた」というクレームは全くの言いがかりだ。それに、こわもての人物を引き連れて現れ、脅迫まがいの手口で念書を取ることなど、そもそも許されるべきではない。

そこで私は、早速、次のようなアドバイスを送った。

とにかく、すぐにX氏と連絡を取り、脅迫されて書かされた念書には効力はないこと、そして、要求には一切応じられないとはっきりと伝える。それに、脅されたくらいで念書にサインしてはならないことも付け加えておいた。

脅しによって自分の要求を押し通そうとする相手には、それに屈しない姿勢を見せ、きっぱりと断れば一件落着となるケースがほとんどだ。だが、今回のトラブルは、そう簡単に解決しなかった。

私のアドバイス通り、院長がX氏の要求には応じられないと伝えたところ、X氏本人からの攻撃はパタリとやんだ。しかし、それで自分のメンツがつぶされたと感じたのであろうか、一緒に来ていたこわもての連中からは、その後も何度か電話がかかってきて、「このままでは仲介役の俺の顔が立たん」などと、ねちねちと攻撃され続けた。

後日、例の営業マンからもらった電話で、依然として嫌がらせが続いていることを知った私は、ややイレギュラーな方法ではあるが「奥の手」を使うこととした。X氏の地元で、警察OBが会計士らと開設している事業所向け相談所に連絡を入れ、そこからの働きかけで警察に動いてもらったのである。その結果、X氏らは警察から任意の事情聴取を受け、その後、完全に動きは止まった。

最後はどうにか解決をみたこの事例。それにしても医師が同業者に「患者を取られた」というだけで殴り込みをかけるような時代になったのだろうか。嘆かわしいことだ。

トラブル事件簿24

念書を書いてしまった院長（その2）

「先日、女性患者が男と一緒にやって来て、『おたくの手術でできたこの傷をどうしてくれるんだ』と男が怒鳴り始めたんです。女性患者が受けた手術について、男が知り合いの外科医に問い合わせたところ、『普通ならそんな大きな傷にはならない。むちゃくちゃだ』と言われたらしくて……。それで、カルテのコピーを要求され、『傷跡をなくすように努力します』という念書まで書かされたんです。今後、さらに要求がエスカレートするのではないかと心配なので、ぜひ相談に乗ってください」

今回の電話の主は、大阪市南部で皮膚科クリニックを開業している女性医師のA院長。前に別件で相談を受けたことがあるので、すぐに顔が浮かんだ。それにしても、念書まで書かされたとは穏やかではない。まずはじっくり話を聞いてみることにした。

患者は、ホステスをしている28歳のX子。付き添ってきたのは、X子が勤めるバーの経営者で、互いのやり取りから内縁関係にあるようだった。

X子がA院長のクリニックに初診で訪れたのは、10日ほど前のこと。アテロームと呼ばれるおできが外陰部にできていた。病名は陰唇表皮嚢腫。これまで医者にはかからず放置していたが、ようやく決心しA医院にやって来たらしい。

アテロームは良性腫瘍であるため、切除するかどうかは本人の意思による。X子は診察の際、「また膿んだり腫れたりしたら嫌なので、取ってください」と申し出たので、1週間後に手術することになった。

手術では、アテロームの部分に3ミリぐらいの穴を開けて、そこから特殊な器具で内容物と袋をかき出す方法をとった。だが、それでは取り切れず、結局、周囲の組織ごと取り除く切除術に切り替えた。その結果、傷口は3センチ程度になった。

手術は30分程度で終了し、X子は特に治療結果に不満を言うこともなく帰っていったという。ところが、翌日になってトラブルが発生した。X子は、治療結果に一応納得していたが、予想していたよりも傷が大きく残ったことが多少気になり、内縁関係にある男に相談した。すると、男は「俺に任せろ」と言わんばかりに、早速、知り合いの外科医に相談したらしい。その外科医が発した「むちゃくちゃだ」という一言に勢いを得て、その日の晩、A医院にX子を連れて乗り込み、怒鳴り散らした。

A院長は、この男の剣幕に押されて、カルテのコピーを渡し、さらに、言われるがまま、「残った傷跡はできるだけなくすように努力します」という内容の念書を書いて渡してしまった。

尾内流解決術

周辺の人物とは交渉しない

ひと通り話を聞いて、大体の状況はつかめた。なぜ念書など書いたのかと、院長を責めたくなる気持ちもあったが、おそらく、その場の雰囲気に飲まれてしまって気が動転していたのだろう。

今回のケースで肝心なのは、切開手術の出来についてだ。男の知り合いの外科医が言うように、むちゃくちゃなものだったのだろうか。「知り合いの医師が言っていた」と相手が言ってきた場合、そのほとんどが誇張かはったりと思っていい。

A院長によれば、手術自体に失敗は一切なかった。ただ、アテロームが予想以上に大きく、そのため手術による切除範囲が広がってしまった。術後しばらくすれば、かなり元通りになるし、X子にもそのように説明したという。だが、どうやら男の耳に、その説明は届いていなかったようだ。

こうした点を押さえたうえで、次の3点をアドバイスした。

第1に、X子自身はA院長の言葉にある程度納得しており、時間の経過とともに不安感は小さくなると思う。ここに家族や知人と称する人間がからむとややこしくなる場合が多い。そのため、今後もし男のほうから連絡が来ても、「この件で、患者本人以外と話をするつもりはありません」ときっぱりと断り、会わないようにすること。

第2に、X子に対して、傷は完全に消えないかもしれないがかなり元通りになる。ただ、少し時間がかかることをあらためて説明すべきである。きちんと理解してもらうためにも、X子に来院してもらい、時間をかけて丁寧に話をしたほうがいい。

第3に、X子が納得すれば、内縁関係にある男がにおわせている慰謝料の要求に話は行かないはず。とにかく焦らず、特に内縁関係の男の口車には乗らないこと。

私の助言はそれほど難しいことではなかったので、院長は「すぐに実行してみます」と約束した。

それから1カ月以上たったころ、A院長から近況報告があった。X子とじっくり話し合ったところ、X子は院長の説明に納得し、その後も術後の経過を見るために通院を続けているという。内縁関係の男が接触してくることもなく、どうやら解決に向かっているようだ。

トラブルの教訓

相手のペースに乗らない

患者トラブルの対応では、予期しないことが起こる。このケースのように、思わぬ形で患者の知り合いと称する者から攻撃を受けることも珍しくない。対応に慣れない医師や看護師などは、相手の迫力に脅威を感じ、その場しのぎとわかっていても、相手のペースにはまってしまうことがある。自分は比較的冷静に物事に対処できるつもりだと思っていても、不意打ちに近い状態の中に身を置くと、思考停止になりやすいものだ。その結果、今回のケースのように、患者サイドから言われるがまま念書を書く羽目に陥る。

これを防ぐためにも、次ページの「最低限押さえておきたいクレーム対応」を参考に、クレーム時の基本動作を確認するための手順書を作成して、身に付いておいてほしい。

●最低限押さえておきたいクレーム対応

- □相手の言動について詳細に記録をとる
- □発言は慎重に。推測で発言しない
- □相手の話を遮らない(傾聴の姿勢)。じっくり聴く
- □相手と議論をしない
- □病院長など決定権を持つ人間を交渉の場に出さない
- □悪用されるおそれがあるので氏名を書いた紙を渡さない
- □念書・謝罪文は書かない
- □相手が用意した文書への署名、押印をしない
- □初期対応で安易な回答をしない
- □事実関係がはっきりするまでは謝罪しない
- □「前向きに検討します」など相手に期待を持たせるような発言をしない
- □事実確認できた事項とできなかった事項を区別して情報を整理する
- □不当な要求に対する拒否の意思表示を明確にする
- □診療の経緯について相手が納得するまで根気よく説明する
- □患者・家族の不安な気持ちを思いやる
- □相手の一方的な主張だけに耳を傾けない
- □相手に不快な思いをさせたことに関しては謝罪しても構わない
- □交渉が膠着状態に陥った場合には、弁護士などの協力のもとで、交渉を打ち切ることを検討する

技術 2

第3者とは交渉しない

「当事者と交渉」を徹底できれば解決の日は近い。

患者トラブルで、こじれやすいケースとして注意しなければならないのが、患者の知り合いや遠い親戚、内縁関係にある人物などが「患者の代理人」と称して病医院に乗り込んでくる場合だ。本書ではこのパターンの事例がすでに何度も出てきているので、対応法はもうおわかりかもしれない。

医療機関の基本姿勢は、「第3者とは交渉しない」。実際にこういった人物と話をすると、はじめは患者のことを心配しているように見えるが、狙いは別のところにあるというケースにしばしば遭遇する。別のところというのは、ズバリ「お金」だ。

ただし、自分からお金のことは口に出さない。切り出すと恐喝罪になるおそれがあることを十分承知しているので、しばらくは「誠意を示せ」と言い続ける。しかし、トラブル対策のセオリー通り、医師がカルテに基づいて誠意を持って医学的な説明を繰り返し続けていると、相手は次第にその本性を現すことが多い。

そもそも、患者本人の代理人として第3者が報酬を得る目的で医療機関に金銭を要求すれば、弁護士法違反に当たる。明らかに医療過誤がある場合でも、そういった人物が損害賠償を請求することはできない。できるのは患者本人か弁護士に限られるということを、押さえておく必要がある。

トラブル事件簿25

代理人を気取る男が猛クレーム

「一方的に、『今度来た時にきっちり話をつけるからな！』と言われてしまいました。その患者が今日の午後、来院することになっています。一昨日来院した際も大声を出して、ほかの患者や職員がおびえています。これほどひどい患者は今までいませんでした。どう対応したらいいのでしょうか」

大阪府の近県で、透析クリニックを経営しているA院長からの電話だった。朝9時すぎだったから、よほど切迫しているのだろう。

透析を行う医療機関には、他科の病医院に比べて対応が難しい患者が多く集まってくるように感じる。これまで私のところには、透析医療機関から相当数のモンスターペイシェントによるトラブルの相談が寄せられてきた。だから、複雑な社会的背景を持つ透析患者への対処にも割と慣れているつもりだ。今回のケースにも、きっとこれまでの事例と似た部分があると考え、まずA院長の話をじっくり聞いてみることにした。

ところがよく聞いてみると、院長に脅迫的な言葉を投げつけたのは、当の患者自身ではなかった。

患者は、60歳すぎの女性B子で、少し前から透析導入となったという。一昨日、シャントに問題がないかエコーで検査したうえで透析に入った。血流量が低下していると、シャントが閉塞する可能性もあるからだ。

しかし、担当したのが入職してまだ日の浅い看護師だったため、うまく穿刺《せんし》ができず何度もやり直したらしい。患者にとって穿刺はかなりの苦痛を伴う。そこでB子は、たまらずA院長を呼んで、強い口調でクレームを言ったそうだ。

この時、いつもB子と一緒に来院しているC男という患者が割り込んできた。B子と内縁関係にあるわけではないようだが、なぜか代理人を気取ってクリニック側を責め立てた。「ちゃんと対応しないとあちこちで言いふらす」とか、「こういう場合はお金で解決するのが普通だ」など、脅迫めいた言葉も口にしたそうだ。B子は、横で黙って聞いていたという。

話としては単純だし、対応も難しくないように思えた。透析医療機関での穿刺の際の苦痛とそれを巡るトラブルの場合、患者の側に必ず正当性があるとは言い切れない。いや、そう考えてはだめだと私は思っている。

なぜなら、2つの可能性を念頭に置いて、検討する必要があるからだ。1つは、患者が言うように担当した看護師の経験が足りず、穿刺技術に問題がある場合。もう1つは、患者が穿刺の難しい血管を持っている場合だ。両方の条件が重なった時、トラブルが起きやすくなる。私は透析の穿刺に関連する患者トラブルでは、これらの点をまず確認することにしている。

今回もこの2つの点を確認したところ、案の定、私の勘は当たっていた。B子は、穿刺が困難な患者だった。もちろん、トレーニングを積んだ看護師が行えばトラブル発生を防げたかもしれないが、今それを言っても始まらない。

尾内流解決術

患者との同席を断る

そこで、これまでに経験した透析医療機関で起きた患者トラブルを思い起こしつつ、次の3点を助言した。

第1は、B子ときちんと話ができる環境をつくること。今日の午後、C男が一緒に来た場合には、こちらが手を打たなければ本人以上にしゃしゃり出て話をかき回すだろう。こういった人物とは話し合う義務はないことをはっきり告げ、同席を断るのが鉄則だ。仮に明らかな医療過誤が認められる事例でも、弁護士でもないC男のような第3者が医療機関に損害賠償を請求することはできない。

第2に、C男が口にした脅し文句のほとんどははったりだということ。私の経験上、患者本人に冷静に事情を説明していけば、ほとんどは解決できる。

第3に、B子にきちんと謝罪する。その際、弁解と受け取られないような形で、先の「2つの可能性」をちゃんと説明し、B子自身が穿刺の難しい患者であることもわかってもらう。そして看護師の穿刺技術向上のため、今以上に研修を充実させていくつもりであることを伝える。

さらに、技術がやや劣る看護師でもうまく穿刺できるように、血管穿刺用エコーなどの導入を検討していることを話してみる。「謝罪は、改善策も盛り込んで行うべき」が私の持論だ。なかなか勇気がいることだが、検討していることは口にしてもいいのではないか。

A院長は、B子とC男が来る前から、かなり気合を入れて心の準備をしたそうだ。そしてその勢いのまま、2人に相対したという。

2人が帰ってすぐ、A院長は私に電話をしてきた。B子に対し、C男には同席する資格がないことをきっぱり告げたという。B子もそれを受け入れ、C男に「外で待っているように」と告げ、C男は外で待機していたそうだ。

そして、B子はA院長の誠実な謝罪を受け入れた。その後もC男はB子と一緒に来院しているが、今のところ問題となるような行動は起こしていない。

トラブルの教訓

第3者は蚊帳の外へ

第3者とは何か。ある時は患者の友人・知人。ある時は遠い親戚・身内。「自分は○○。ここに委任状がある」などと称して、自分の正体を明確に明かさず、本人に代わって交渉の代理人を務め、多くは何らかの形でお金を請求してくる。

相談に乗っていて感じるのは、実際こうした第3者を門前払いにするのではなく、受け入れてしまっているケースが非常に多いことだ。もちろん、患者本人が未成年や高齢者、あるいは移動などが困難だったりする場合には、確認のうえで受け入れざるを得ない場合もあるが、本人の代理として交渉できるのは原則として、本人から依頼を受けた弁護士に限られている。第3者が乗り込んできて、クレームを言いつつお金の話をにおわせてきたら、毅然とした態度で「弁護士資格を持っているのか」と問い返していただきたい。

技術3 「相手が納得できるレベル」に落とし込む

「必死のコミュニケーション」で粘り強く交渉する。

患者トラブルの中で、患者にけがをさせたり、医療過誤が疑われる行為があったりした場合には、その後の対応に細心の注意を払う必要がある（「きめ細やかな配慮」を払うのは意外に難しいことなのだが、それをわかっていない人が多い）。

医師としては、とにかく起きたことを率直にありのまま伝えることが大事だ。詳細はあとからで構わないので、まず目の前で何が起きたかを話す。その場合も、伝える内容は「明らかになっている事実」に限定し、あいまい、臆測での発言は避ける。

本来、患者は自分たちのために医師が最も適切な医療行為を与えてくれると信じ、安心して任せているので、その期待に反してリスクが現実のものとなった場合、何らかの方法を講じていればそれを防げたのか、それとも防げなかったのかを知りたい。ここでも、事実がきちんと判明する前に、医療機関が早まった判断をしないことが重要となる。患者や家族には、より多くの事実が明らかとなってきた時点で、主治医からあらためて詳しく報告をする。

重要なのは、相手が納得してくれるかどうか。

医療機関側に落ち度がある場合に、相手を納得させるための交渉のやり方を、実際に起きたトラブル事例で見ていこう。

トラブル事件簿26

机の上にあったワクチンを誤接種

「ワクチンを誤って打ってしまったんです。今朝、母親から電話があり、看護師に確認したところ、実際ミスがあったようで……。今日は院長が休みのため、代診の先生と相談して、そちらに電話を入れさせていただきました。一体、どうすればいいのでしょうか」

電話の主は大阪府南部にあるC診療所の女性事務長。私自身、ワクチンの誤接種を巡るトラブル相談は、これまで何度も受けているので、対応には慣れているつもりだ。ただ、慣れで大事なことを見落とさないようにと自らを戒め、いつも通り、詳しく事情を聞くことにした。

患者は生後5カ月の男児。DPT（3種混合）ワクチンの接種を受けるため、母親に連れられ午後6時すぎに診療所にやって来た。ワクチン接種は無事に終了し、母親は母子手帳に張るための、ワクチンを接種したことを示すシールを受け取り帰宅した。

その2日後、思いもかけないことが判明した。母親が母子手帳にワクチン接種のシールを張ろうとしたところ、シールにはDPTではなく、「MR（麻疹、風疹混合）ワクチン」と記載されていた。驚いた母親は、すぐ事実確認のため診療所に電話をかけた。

電話を受けた診療所では、当初は誤って別のシールを渡してしまったのだろうと疑った。しかし、調べてみると、実際にはMRワクチンを誤接種していたことが明らかになった。

誤接種の経緯はこうだ。ワクチン接種当日、注射などの処置を担当していたのは看護師A。だが、来院患者が多くて手が足りなかったため、2階で仕事をしていた看護師Bに男児のワクチン接種を依頼した。下りてきた看護師Bは、机の上に置いてあったMRワクチンを、男児のために用意されたものと思い込み、母親に確認せずに打ってしまった。このMRワクチンは、看護師Aが別の患者に接種するために、冷蔵庫から出しておいたものだった。

話にひと区切りついたところで私は事務長に、その後患者の家族に対し連絡を入れたのかどうかを尋ねてみた。

「もちろん誤接種が判明した段階で、連絡を入れました。『今から謝罪と説明にうかがいたい』と伝えたのですが、断られてしまって……。母親には、代診医から今すぐ赤ちゃんの体に何か起きる心配はないことと、接種により何らかの症状が出る可能性があるので注意が必要であることを説明してもらいました。ご主人が帰ってくるのは今晩8時以降とのことで、そのころ訪問させていただきたいと申し上げ、電話を切りました」

事務長は患児宅を訪れる前に、私のアドバイスを聞いておきたいと思ったのだろう。ただ、私には気になることが2つあった。それは、院長が不在である理由と、この診療所の夜診の体制だった。

すると、院長が不在なのは、海外の学会に出かけているためとのこと。連絡を取ろうにも、ちょうど帰国の飛行機の中で、翌日にならないと戻らないという。

また、夜診の体制については、以前から看護師2人で回しており、それで問題なく業務をこなしてきたそうだ。ただ、その日はたまたま、各種検査や高齢患者の点滴の止血がうまくいかないといった事案が立て続けに起こり、バタバタしていたとのことだった。

尾内流解決術

ミスの防止策を相手に伝える

事情を把握した私は早速、事務長に次の3点をアドバイスした。

第1に、予防接種事業は市町村からの委託事業なので、保健所にすぐに出向き、誤接種の経緯をまとめ報告すること。そして、そこで必要な指示を受けるべきである。

第2は、家族への謝罪について。解決に時間がかかると、患児の両親のほか、祖父母などが出てきて猛抗議してくることもよくある。また、こうしたケースでは、相手の怒りは簡単に収まらないので、それを覚悟する必要がある。とにかく弁解調の言葉は厳に慎むこと。また、院長が帰国してから、院長同伴であらためて謝罪する。

第3に、これが一番大事なことだが、二度と同じようなミスを起こさないために診療所が具体的に何をするかを伝える。その際、今回ミスを犯した看護師個人に責任を押しつけてはならない。

さて、以上の3点を踏まえ、事務長はその日の晩、患児宅に出向いたそうだ。私の予想通り、両親以外に祖父母も加わり、「何か後遺症が出てきたらどうするのか」「補償はどうするつもりか」などと責め続けられたという。

だが、診療所側は謝罪に徹し、後日、院長同伴で事実経過の報告や謝罪文を渡すため、あらためて正式に訪問させてほしいことを伝えた。翌々日には、帰国した院長とともに再度患児宅を訪問。その際、同様のミスを繰り返さないための対策として、予防接種の手順や職場の人員配置の見直しにすぐに取り組むと伝えた。加えて、今後患児の健康で心配なことがあれば、いつでも誠意を持って対応することを約束した。

その結果、相手の怒りは収まり、話の終わり際には、「これからも貴院にかかりたいと思っている。きついことを言って済まなかった」と言ってきたそうだ。

診療所側に明らかなミスが認められた場合、相手から激しく非難されてもしかたがない側面がある。丁重かつ必死の謝罪と、同じミスを繰り返さないための対策を伝えることが、こうしたトラブル事例を解決に導く近道になる。

トラブルの教訓

失敗後のフォローこそ大事

トラブル相談の頻度はそれほど高くないが、年に数件くらいコンスタントにあるのが、薬剤の誤投与やワクチンの誤接種だ。この事例で紹介されているようなことは、おそらく日常的に起きているのではないだろうか。

このケースでは、診療所側が謝罪文を作成して、患者の家族に渡した。トラブルの対処法として、一般的には、念書とともに謝罪文のたぐいも絶対に作成してはいけないとされている。確かに、大半のケースではその通りであるが、当てはまらないケースもある。例えば、この事例がまさに定石が当てはまらないケースといえる。

まず、落ち度は100%医療機関側にある。こういった場合に重要なのは、いかに相手の納得感を得ることができるかだ。口頭で説明するよりも、謝罪文を渡すほうが、納得感は数倍高まる。謝罪文作成の際には、ワクチン誤接種に至った経緯を正確に記述し、院長の謝罪の気持ちをしっかり伝えることの2点をアドバイスした。

こうした対応をとったのには理由がある。まず、幸いなことに誤接種による副作用などが現れていないこと、そして患者の家族の反応もある意味で「想定の範囲内での怒り度合い」だったからだ。ここで、怒りがエスカレートしてくるようだと、対応法は変わってくる。例えば、金銭による補償も選択肢の1つになるだろう。

もう1つの理由は、今回のように医療機関側に落ち度があった時、それを教訓として内部の体制改善に生かすことを患者やその家族に必死に伝えていった結果、相手側の心が動き、怒りが収まった例を私は何件も知っている。教訓を生かそうとする姿勢が、相手には「真剣に反省している」「誠実な態度」と映るのだと思う。

●トラブル解決の「技術」

技術4 警察とは普段から、関係を築いておく

抜群の強制力、頼りになる最強のパートナー。

病医院は何かあったらもっと警察を頼ってもいいのではないだろうか。かつての警察は「民事不介入」を理由に動いてくれないということがしばしばあったが、今はかなり変わってきている。特に暴力団がらみのトラブルでは積極的に動いてくれる可能性が高い。

問題患者への対応に困っていて、警察に相談したいと考えた場合は、通常、生活安全課という部署と連絡を取るといいだろう。脅迫、刑法関係の担当は刑事課だが、生活安全課で相談していく中で、必要であれば紹介してもらえる。

警察に行く前には、必ずトラブルの経緯を紙に書いて持参する。トラブルの内容が客観的にとらえられていて、記録がちゃんと取ってあれば、警察も断然動きやすくなる。事実を淡々と

記したメモ書きのほか、問題患者とのやり取りの録音などがあればなおいい。

警察に出向いて話をして、関係をつくっておけば、そのあとで別のトラブルが発生しても、いち早く警察へ連絡できるようになる。そうやって関係をつくっていけば、警察は親身になっていろいろアドバイスしてくれるはずだ。

現状では特にトラブルが起きていないという場合でも、警察とコミュニケーションをとっておくに越したことはない。例えば、警察との関係づくりのために、暴力対策の院内講習会の講師派遣を近隣の警察署に依頼してみるという方法もある。

規模が大きな病院であれば、警察OBをトラブル解決の担当者として雇い入れるという方法もある。その場合には、各都道府県の警察本部に警察OBをあっせんする窓口があるので、そこで相談するといいだろう。

トラブル事件簿27

薬欲しさに救急車で通院する患者

「こんな患者、本当は診療拒否したいんですが……」

始業早々、何やら穏やかではない感じの電話が入ってきた。電話の主は、救急も扱っている小規模病院の事務長。声の調子から困り果てている様子がうかがえた。

ひと通り話を聞くと、確かに事務長が悩むのも無理はないといった事例だった。世の中には困った患者がいるものである。

問題の患者は60代の男性。もともと椎間板ヘルニアで受診していたが、症状が次第に悪化し、手術の必要に迫られた。しかし、本人は手術を受けることをかたくなに拒否。患者の希望もあり、病院側はやむなく痛みを抑える目的で、鎮痛剤（注射薬）を処方した。

その鎮痛剤は、劇薬・向精神薬に指定されており、大量に常用すると、幻覚や依存症などを引き起こすおそれがあることが知られている。最初は主治医も患者の求めに応じて、処方していたが、次第に依存症が疑われるようになったため、注射をしぶるようになった。

主治医の態度が変わり始めると、患者はこの主治医がいないタイミングを狙って、受診するようになった。受付に電話をかけてきては、勤務シフトを聞き出し、「この人なら無理を聞いてくれそう」と目星をつけた医師がいる時を狙って来院した。

患者はその後、病状が悪化したこともあり、車いすを利用するようになった。すると、今度はあろうことか、毎日のように自ら救急車を呼び、それで〝通院〟するようになった。多い時には、何と1日に3回も救急車でやってきたという。

迷惑千万な患者に救急隊は怒り心頭だったが、近隣病院は受け入れを拒否するらしく、この病院に「何とか受け入れてくれ」という強い要請が続いた。

すっかり手を焼いた病院側は、何度か本人への注意も試みた。だが、患者はそのたびに「この病院は患者を診てくれんのか」と院内に響きわたるような大声でわめいた。威嚇や脅しもしょっちゅうで、結局、何も手を打てないまま、時が流れて今に至っている。

尾内流解決術

対策は一気に実行するのが肝心

トラブルの内容を聞き終え、私はこの患者が一体何者なのかという点に興味を持った。事務長が言うには、患者はどうも債権取り立てなどを仕事にしているのだとか。一連の行動を見ていると、到底、普通のやり方で通用するような相手ではなさそうだった。

こういう場合、交渉にはそれなりの覚悟が必要である。威嚇や脅しといった反社会的行為に恐れおののくだけでは、それこそ相手の思うツボである。病院側にも「気迫」と「度胸」が求められ、強い態度で攻め込むくらいの気持ちが必要だ。

私は事務長にこうした考えを伝えつつ、次の点をアドバイスした。

第1に、何より大事なのは、病院全体が同じ意思で動くことだ。薬物依存の症状が出ているから、「もはやいくらねだられても、この患者には薬を出さない」「大声を出して周りに迷惑がかかったら、診療を拒否する」ということを全職員の共通認識とする。この意思統一が十分図られていないと、相手につけ入るすきを与えてしまう。

第2に、警察に事情を話し、警察官に巡回を行ってもらうこと。警察が出てくれれば、相手はひるむ。警察の協力を得ているあかしとして、警察署で「警察官立寄所」の看板やプレートを入手して、病院入り口の目立つところに掲げておく。

第3に、なかなかしたたかな患者のようなので、念のため顧問弁護士にも相談して、法的対抗手段について検討しておく。大声でわめく、職員を威嚇する、あるいは脅すなどの迷惑行為は、業務妨害罪に当たる可能性が高い。

また、私はもしもの場合を想定して、職員が身の危険を感じたら無理な対応はせず、相手の言う通りにし、その後、警察に連絡するように注意を促しておいた。

後日、事務長に話を聞くと、私のアドバイスを受けたあと、すぐに行動を開始したそうだ。まず、準備期間を6日間と決め、常勤・非常勤を問わずすべての医師や看護師、事務職員に対して、2日間かけて、問題の患者には強い態度で臨むことを周知徹底した。

地元の警察への協力要請は滞りなく行われ、病院への巡回や看板の掲示に関しては、すぐに了解を取り付けることができたという。このほか、弁護士にも相談した。

準備は予定通り整った。そして、いよいよ問題の患者と対峙する日が来た。患者が騒ぐ場面も多少あったが、今までと全く違った雰囲気を感じ取ったのか、「薬を出せ」と強く要求されることもなく、その日以来、問題の患者は来なくなったという。

毅然とした対応をとらず手をこまねいていたら、患者の横暴ぶりはますますエスカレートし、病院の経営基盤を大きく揺るがすことになったかもしれない。現に、そうした状態に陥ってから相談してくる医療関係者も多い。

トラブルの教訓

職員全員で意思統一を図る

このケースでは、問題患者がなぜこうも強気に出るのか、逆に経営幹部はかくも弱気なのか不思議に思ったが、この時はあまり探らないでおいた。

多くの病院は、大なり小なり、院内暴力や難クレームに対応するためのマニュアルを持っている。しかし、持っているだけで、現場ではなかなか機能しないという現実がある。つくっても現場の役に立たないものは、どこかに欠陥があるということを経営の幹部はもっと知るべきだ。それよりも一番の問題は、ケースに登場したような問題患者は診療拒否してよいという確信を、病院幹部が持たなかったこと。結局、幹部の認識の甘さが現場の対応を場当たり的なものにしたのだと思う。

そこで私は、思い切って強気の戦略をとった。もし、患者におとなしくしてほしい一心で理不尽な要求に屈していたら、患者の横暴ぶりはますますエスカレートし、病院の経営基盤を大きく揺るがすことになったかもしれない。病院幹部がもっと早く手を打たないといけなかった事例だが、問題が解決したのは何よりである。

職員全員で不当な要求には応じないという意思統一を図り、警察への協力を取り付け、問題の患者に相対し、毅然とした態度で要求をはね返す。こうした対応をしていれば、不当要求をねじ込もうと狙っている悪意のある連中も、うかつに近づいて来ないだろう。

●トラブル解決の「技術」

技術5 「お金で解決」もある

ただし、切り出すタイミングを誤ると危険。

医療機関側に明らかな落ち度がある場合は別として、落ち度がないのに、早くトラブルを終結させたいために、お金で解決しようとする人たちがあとを絶たない。

安易にお金で解決しようとすると、相手に足元を見られて、金額がどんどんつり上がっていったり、「金さえ払えばいいと思っている」と相手の心証を害したりする可能性がある。さらに、「お金はかかったが、解決できた」と思っているとその患者が数年後に再び現れて、「体の調子が悪くなった」と再度クレームをつけ、お金を要求してくるケースもある。

通常、医療トラブルでは、解決に向けた話し合いの中で、金銭的な補償ありきで交渉を始めてはならない。ただし、ケースによっては、金銭的な補償を持ち出すことは「あり」である。

その場合、金銭補償の切り出し方や提案のタイミングが非常に重要となる。

次の事例で、そのあたりを重点的に見てほしい。

トラブル事件簿28
内視鏡検査のあとで患者が吐血

「先日、うちで診た患者のAさんが、帰宅後、突然吐血して、救急車で別の病院に運ばれたんです。Aさんの息子さんからの電話でそれを知り、お見舞いに行ったのですが、怒っているようで……。この先、どう対応したらいいんでしょうか」

今回、私に電話をしてきたのは、内科・胃腸科を標榜するB医院のB院長。数日前、患者の息子さんから、「先生のところにかかったら、急に調子を崩した。何をしたんや！」と電話で怒鳴り込まれたという。

Aさんが入院した翌日からB院長は3日間、病室にお見舞いに通った。その結果、家族の怒りは少し静まってきたが、B院長は「今後の自分の対応次第では、大きなトラブルに発展する可能性もある」と心配し、私に連絡してきたのだった。

B院長の専門は消化器内科で、胃の内視鏡検査も数多く手がけている。開業以来20年近く、大したトラブルもなく自信を持って診療を続けてきたという。

Aさんは72歳の女性。胃の痛みを訴え、B医院に通院していた。問題のその日、B院長はAさんに対して内視鏡検査を実施し、胃の粘膜の一部を採取した。

検査の直後、Aさんは「少ししんどい」と漏らしていたため、診察室のベッドで少し休んでもらってから帰宅させたそうだ。帰り際、B院長は念のために、「もし、あとで具合が悪くなったら必ず電話するように」とくぎを刺しておいた。

Aさんのことが気になっていた院長は、夜、家に電話を入れてみた。すると、帰宅後、ずっと布団に横になったままだという。その電話の20分後に吐血し、すぐ近くの病院に緊急入院した。病院の検査によると、吐血の原因は胃壁からの出血と判明。2週間くらい入院が必要とのことであった。

それにしても、どうして胃からの出血が止まらなかったのか。B院長によると、必要以上に胃壁を傷つけたわけでもないし、検査後、止血作用のある薬も出したという。

私はB院長から話を聞きつつ、「それでも、何らかの原因があったのではないか」と注意深く探った。すると、次のような話が出てきた。

患者には、脳梗塞の一種で脳の奥の細い血管が詰まるラクナ梗塞の既往があり、ほかの病院に通院し、医師の指導のもとで、1年ほど前からある血栓予防薬を常用していたそうだ。血液を固まりにくくして、血栓ができるのを防ごうとしていたわけだ。

その薬の添付文書には、「消化性潰瘍のある患者は、胃出血の発現または、消化性潰瘍が悪化するおそれがある」と記されている。薬の何らかの作用により、粘膜採取で傷つけた胃壁からの出血が、B院長の想像を超えて悪化したのかもしれない。

そういった可能性が疑われたが、断言はできない。すでに血栓予防薬を常用していた10カ月ほど前にも、Aさんに対して胃の内視鏡検査を実施した（この時点では、AさんはB院長にラクナ梗塞の疑いで血栓予防薬を服用していたことを告げていなかった）が、特段、変わったことはなかったからだ。

結局、B院長と話をしても、Aさんの出血の原因はよくわからなかった。

尾内流解決術

お金の話は最後に切り出す

今回のケースでは、道義的責任を感じたB院長が、入院した日の翌日から毎日患者を見舞ったことで、トラブルはすでに解決の方向に向かっていた。あとは、落としどころをどこに持っていくか。私はいくつか気づいた点をアドバイスした。

やはり患者や家族にしてみれば、なぜ緊急入院する事態になったのか、その理由を知りたいところだろう。まず、診療した当日に入院する事態になったことについて、あらためておわびしたうえで、出血が止まりにくくなった可能性の1つとして、血栓予防薬を常用していたことが原因と考えられることを、慎重な言葉づかいで説明すべきと伝えた。

また、以前（10カ月前）に内視鏡検査を実施した時には異常がなかったこともあわせて言い添え、「薬の常用によって患者の体質が変化した可能性もあり得る」と客観的に説明すれば、患者や家族は、B院長にすべての責任を負わせようとは思わなくなるのではないか、と助言した。

一方、B院長が見舞いに行った時、Aさんが個室に入っているのを見て、「差額ベッド代まで払うことになり、申し訳ない」と思ったそうだ。家族も入院費用のことを多少気にしているようだった。そこで、患者や家族がB院長の説明を受け入れてくれるようだったら、入院費用の一部を支払う用意があることを伝えてもいいのではないか、とアドバイスした。

後日、B院長は私のアドバイスを実行に移し、患者も家族も納得してくれたそうだ。幸いにも患者は、当初、2週間の入院予定だったが、6日目に退院。B院長は、入院費用のうち差額ベッド代約7万円を負担することを申し出て、逆に家族から恐縮されてしまったという。

トラブルの教訓

金銭補償ありきでの交渉はこじれやすい

金銭補償を提示する際には、気をつけておかねばならないことがある。それは、「金銭補償ありきで交渉をスタートしては絶対にいけない」ということである。

医療機関にトラブルを引き起こした責任が一部ある場合、あるいは直接の責任はないかもしれないが担当医師が道義的責任を感じている場合などは、医療機関は「お金で解決したほうが早い」と考えがちだ。こういった場合でも、現実に起きている事象とその原因を、医学的に可能な限り調査し、その結果を患者やその家族に伝え、ある程度の納得感が得られたあとに、補償・賠償の提示を行う。

いきなりお金の話を持ち出すと、こちらが全く意図していなくても、「金さえ払えば文句はないだろう」と言っているように受け止められるおそれもある。そうなると感情的にこじれてしまい、収拾がつかなくなることが多い。その点に十分気を配り、患者やその家族と接する必要がある。

このケースでも、院長は何度も患者の見舞いに訪れ、患者や家族にできる限りの誠意を示し、失いかけた信頼を取り戻しつつあった。こうした環境を整えたうえでの金銭補償の提示だったので、患者家族は素直に感謝してくれたのだと思う。

技術6 弁護士は要所でお願いする

迷惑行為をやめさせる有力手段、でも頼りすぎはNG。

私が相談者に弁護士を紹介するケースは次の2つのパターンだ。

1つは、いくらこちらがトラブル対応への助言をしても自分で最後までやろうとする意志が感じられない場合。わざわざ相談しにきているのに、なぜかこちらのアドバイスをあまり信用せず、いろんな人に意見を聞いていくような心配性タイプの人には、何回話をしてもきりがないので、途中で弁護士を紹介する。肩書や権威を持ち出さないと、納得してくれない人というのは、どの世界にもいるものだ。そこで、弁護士という権威にご登場いただき、相談に乗ってもらおうというわけだ。

2つ目のパターンは、医師に法的な責任がないと考えられるにもかかわらず、患者側が執念深く追い詰めていっているようなケース。相手は、モンスターペイシェントやハードクレーマー。警察の力を借りるのが難しそうな案件で、かつ、攻撃を受けて疲れ果てて診療にも影響が出始めた医師本人に代わって、相手と交渉してもらったほうがよいと判断した場合などだ。

以下に紹介するケースは、後者のパターンだ。

トラブル事件簿29

拾得物を駐車場に積み上げる入院患者

「困った患者がいてね、ほんと何とかならないかと思っているんですよ。毎日のように酒のにおいをぷんぷんさせながら外来にやって来て、以前入院していた時に知り合いになった女性からお金をせびっていく。注意すると逆上して『こんな診療所、つぶしてやる！』とわめき散らす。他の職員も扱いに苦慮しているんです」

私のもとには「何でこんな患者がいるのか」と思ってしまうトラブルの相談が数多く寄せられる。この手の患者には、接遇やコミュニケーションを通じての甘い対応は全く通用しないどころか、それをやると相手を増長させて逆効果になることもある。あくまで厳しい姿勢で臨むことが肝心だ。

今回の相談相手は、有床のK診療所の事務長だった。

問題の患者Tは50代後半の男性。1年ほど前、肝機能障害のため来院し、その後、しばらく入院していた。退院後は外来受診を続けており、現在は働いていないという。

早速、事務長から詳しく話を聞くと、Tの特異ぶりが伝わってきた。

入院した最初のころ、Tはどこかで拾ってきたガラクタを病室に持ち込み、ベッドの周辺に置くようになった。ものが増えて置き場所が足りなくなると、何と診療所の駐車場の一角に積み上げるようになったという。

事務長らが何度か注意すると、最初はしらばっくれていたものの、次第に逆上し、暴言を吐くようになった。その後、Tは退院するが、駐車場に置かれた荷物は放置されたまま。そのため診療所では、顧問弁護士と相談し、T本人に通告したうえでそれらを処分した。

退院後、外来通院するようになったTは、今度は、入院中に知り合った女性患者の病室を訪れ、金をせびるようになった。一応、借金という話だったが、返済することはなく、そのうち女性患者はTが来院するたび、逃げ回るようになったという。

しかも、待合にいる時は、酒のにおいをぷんぷんさせ、他の患者に診療所の悪口を言いふらす。そんな状態がかれこれ数カ月以上続いているとのことだった。

「法的対抗措置」を準備する

しかし、診療所の方々もよくここまで我慢したものである。事情を聞き終えた私は、事務長の苦労をねぎらうとともに、気づいた点をアドバイスした。

まず、診療所としてしなければならないのは、Tから逃げ回る女性患者を守ることである。そこでTに対しては、「今後、女性の病室に入ったら即刻、警察に通報する」と警告すべきだ。

第2に、Tの行為は「犯罪行為」であるという認識を、職場全体で持たなければならない。信用を傷つけるようなうわさを流し、飲酒などによる迷惑行為で診療所の評判が落ちていることは、誰の目にもはっきりしている。これは業務妨害罪に当たる可能性が高い。

そして、入院中の女性患者が、金銭を巻き上げられたり、嫌がらせにより精神的にも追い詰められたりしているのであれば、脅迫罪などの疑いもある。そうした事実をきちんと踏まえ、地元警察に被害届を出す準備を整えておく。

もし警察に「被害届」を出すのであれば、その際、診療所周辺の巡回を頼むと同時に、「警察官立寄所」のプレートを購入し、診療所の入り口にもかける。

さらに、3つ目のアドバイスとして、この患者が何らかの攻撃を仕掛けてくる可能性も考えて、顧問弁護士に相談し、いつでも法的対抗措置をとれるように準備しておくことを勧めた。

以上のアドバイスに加え、傍若無人に振る舞う患者の場合、暴力団などの反社会的勢力とつながりがある可能性もあるため、言動を監視し、できればICレコーダーで記録を取ることと、脅されても決してひるまず毅然とした対応で相手と対峙すること、などを伝えた。

私のアドバイスを受け、事務長はついに覚悟を決めた。院長の了承を取ったうえで、その日の晩、Tに電話を入れ、今後、Tが女性患者の病室に入ったらすぐに警察に通報すること、また顧問弁護士と法的措置をとるための準備をしていると強い調子で伝えたという。

それから1週間後に事務長からもらった電話によると、今のところTはおとなしくしているとのこと。しかし、ふてくされてか酒気を帯びての来院は相変わらずで、待合にいるほかの患者は迷惑そうにしているとの話だった。

どうやらTからは、まだ目を離せないようだ。そこで事務長には、Tに「酒を飲んで来院した場合も警察に通報します」と伝えるようにアドバイスした。

事務長がこれを実行すると、以来、Tは通院してこなくなり、取りあえずトラブルを取り除くことはできた。

トラブルの教訓

問題解決の主役は医療機関、弁護士はサポート役

このケースで感じたのは、問題患者に対する院長・事務長の生ぬるい考え方。酒気帯びで来院しても、ほかの患者と同様に接遇しようとしたのだから、おそらくこれまで問題患者に対応した経験がほとんどないのだろう。患者への接遇を重視するなら、酒気帯びの患者を院内に入れることなど論外だ。患者の症状が重篤であるわけでもなく、その時点で診療拒否しても何の問題もない。

悪意のある患者の迷惑行為を封じるには、要所で警察に協力を仰ぐことと、弁護士に法的対抗措置を依頼することの2つが効果的だ。私も必要に応じて、弁護士に相談を持ちかけることがあり、トラブル解決のためには欠かせない存在であることは間違いない。ただ、勘違いしてはならないのは、私のところに相談に来るようなトラブルのほとんどは、弁護士に丸投げしても解決しないということだ。

あくまでも、問題解決の主役は医療機関であり、警察も弁護士もサポート的な立場にあることをよく認識しておいていただきたい。

●トラブル解決の「技術」

技術7 矢面に立った職員を組織全体で守る

トラブルは、起きたことより、解決しないことのほうが問題だ。

院内暴力や理不尽なクレームの弊害は計り知れないほど大きい。患者から暴力を受けたり無理難題を押しつけられたりした医師や看護師は、大なり小なり心の傷を負うことになる。人によっては精神的なショックをずっと引きずって、過換気症候群やノイローゼ、うつ状態に陥ることさえある。

そこまで深刻な事態に至らなくても、患者の暴言や暴力によって、勤務意欲は間違いなく失われる。それが原因で職員の退職や休職が相次いだりしたら、医療の質を維持することが難しくなるし、経営にも深刻な影響が出てくることは間違いない。最終的に迷惑がかかるのは、その医療機関を利用しているほかの善良な患者たちだ。

トラブルの被害から職員を守ることは、言い換えれば、患者を守ることにもつながると考えるべきだ。

トラブル事件簿30

患者に罵倒され過換気症候群に

「受付の事務職員が患者から脅され、心的外傷後ストレス障害（PTSD）のような症状が出るようになってしまった。すごく頼りにしている職員なだけに、何とかしたいのだが……」

3カ月ほど前、九州のA病院の事務長から、電話でこんな相談を持ちかけられた。問題を起こした患者は、モンスターペイシェントのたぐいなのだろうか。私はいつも通り、何が起きたのか詳しく聞いてみることにした。

患者はタクシー運転手をしている50代後半の男性X。A病院には、高血圧などの治療のため、数年前から通院していた。最近は、軽いうつ状態が見られるようになり、近所のB心療内科クリニックにも通っていた。A病院とBクリニックはいずれも院外処方で、Xはどちらの薬もA病院の門前にある調剤薬局で受け取っていた。

ある日、XはBクリニックから出された処方せんを、薬局に持ってきた。ただ、調剤に時間のかかる処方であったため、あとで薬を受け取ることにした。

薬局の営業時間は18時まで。しかし、Xは仕事の都合で19時以降にしか受け取れなかったため、薬局に「A病院に薬を預けておいてほしい」と依頼。薬局は「病院がOKしてくれれば、そうしますよ」と回答したという。そこでXは、A病院に電話を入れ、薬局から自分の薬を預かってほしいと頼んだ。

この電話に出た病院の女性職員が、「病院で薬を預かることはできない」ときっぱり断ったところ、その数日後に事件が起きてしまった。昼休みに来院したXは、電話応対した女性職員を受付に呼び出すと、こう声を張り上げた。

「薬局はいいと言っているのに、なぜ断ったんだ。勝手なことしやがって」

Xの罵倒は10分ぐらい続いた。やがてほかの職員から連絡を受けた事務長がその場に来て対応したが、そのころはXも少し冷静さを取り戻していた。そして事務長が、院外の薬局の薬を預からないのが病院の基本方針であることを説明したところ、Xは「わかった」と一応納得し、帰っていった。

結局、Xの攻撃はこれだけで終わったが、以来、罵倒された女性職員は、過換気症候群の発作を頻繁に起こすようになった。しばらくして、Xが現れなくても同じ色のタクシーが通るたびに症状が出るようになり、業務にも支障を来すようになってしまった。

尾内流解決術

職員を守る姿勢を打ち出す

「それで病院としては、一体どうされたいんですか」

話をひと通り聞き終えた私は、事務長にこう尋ねてみた。

「この職員のケースが労災に認定されるかどうかと、Xに損害賠償を請求できるのかが知りたいんです」

「うーん」。私は電話口で思わずため息を漏らしてしまった。こうした時、病院としては被害に遭った女性職員をまず立ち直らせる方策を考えるのが先決だろう。

この職員に全く落ち度はない。薬局の薬剤師には、投薬時に患者に対して薬剤情報を提供する義務がある。病院の受付で薬を預かったために、患者に薬剤情報が提供されず、その結果、健康被害が生じた場合には、A病院にも責任が生じる可能性がある。職員は正しい対応をしたのだ。私は事務長にそのことを告げたうえで、今後の対応として、具体的に次の2点をアドバイスした。

第1に、Xを呼び、罵倒された病院の職員が今、どんな状況に置かれているかを理解させること。一時的な興奮状態の中で発した言葉であったとしても、自分の発言には責任を持たせなければならない。

Xが勤務する会社のタクシーは、A病院にも数多く待機しており、利用する患者はたくさんいる。もし病院から〝出入り禁止〟にされたら困ることになるのは明らかだ。Xが反撃に出ることはまずないと私には想像できたので、強気の作戦を立てた。

第2に、そもそも今回のトラブルを引き起こした原因は薬局の対応にある。薬局が患者の依頼を断っていたら、こうした事態にはならなかった。そこで、薬局の責任者に病院に来てもらい、今回のトラブルの経緯を伝え、患者対応のルールなどを再確認する必要がある。

肝心なのは、これら2点を着実に実行したら、その結果を被害に遭った職員にきちんと伝えることだ。病院として責任を持ってトラブルに対処していることを示せば、心強く感じてくれるに違いない。

職員を守るためにもっと毅然と対応すべきだったと痛感した事務長は、早速、私のアドバイスを実行に移した。

まずXに対しては、来院の際に、暴言を受けた職員が体調を崩し、苦しんでいることを伝えた。話を聞いて怒り狂うのかと思いきや、Xは「申し訳なかった」と素直に謝罪したそうだ。

また、少し時間をずらして薬局の責任者にも来てもらい、Xとの間に起こったトラブルを説明した。Xに応対したのは新人の職員で、病院が承諾すれば薬を預けても問題ないと思っていたらしい。薬局の責任者は病院に謝罪し、今後はきちんと職員を教育することを約束した。

これらの対応を終えた翌日、事務長はその結果を女性職員にじっくり話して聞かせた。すると、職員は「病院が自分のことを守ってくれた」と感じたようで、それ以降、精神的にもかなり安定するようになった。今では、過換気の症状はほとんど見られなくなっているという。

事務長の「本当に助かりました」という弾んだ声に、私はもう大丈夫との思いを強くした。

トラブルの教訓

職員を守れない医療機関は患者も守れない

これは150床程度の中規模病院で起きたケースだが、500床以上の大規模病院からも同様の相談が入ってくる。大規模病院ならトラブル対応は専門組織でしっかり対応していると思いきや、そうとは限らない。私が相談に乗ったケースでは、トラブル対応の指揮命令系統が全く存在せず、すべて現場の職員の判断に任せられていた。組織としての方針がなく、意思決定者も、指揮する者もいないため、トラブル対応は当然、場当たり的になり、結果として、患者・家族から出された無理難題に屈することになってしまう。

最前線で問題患者に対応する職員は、「どうしてそんな対応をしたのか！」と責められるべき存在ではない。病院が組織として「守り抜かなければならない存在」だ。職員が安心して働けない職場で、患者の安全や命を守ることなどできるはずがない。この点を病院の幹部の方々はしっかり認識してほしい。

職員に健康被害が及んだ場合、被害が拡大しないように対策を講じ、職員の治療に当たるのは言うまでもない。被害を受けた職員は、「病院が自分を守ってくれた」と実感しない限り、再びその病院で働こうという意欲はわかないはずだ。もちろんほかのスタッフも、「明日はわが身」という思いで、病院が組織としてどんな対応をするのか注視している。対応次第で、モチベーションは大きく変化するだろう。

現場で働く医師、看護師、職員の仕事への高い意欲と充実感があって初めて、患者満足度を高めることができることを忘れてはならないと思う。

トラブル解決の「技術」

技術8 未収金は少額でも放置しない

相手の事情に応じて打つ手を変える。

多くの医療機関が悩んでいるのが、未収金問題だ。医療サービスを受けつつ、支払い能力があるにもかかわらず、「対応がなっていない」「治療内容に納得がいかない」などと自分勝手な理屈を振りかざし、自己負担金の支払いを拒否する患者が増えている。

無銭飲食や無賃乗車と同じレベルの犯罪行為なのに、当事者たちにはその認識が極めて薄い。その根元には、医師法第19条「診療に従事する医師は、診察治療の求めがあった場合には、正当な事由がなければ、これを拒んではならない」と定められた応召義務があり、不払いがあっても直ちにこれを理由に診療を拒むことはできない、とされている。

こうした考え方は、患者側からすれば誰もが平等に診療を受けることができるという安心感につながるが、医療機関側からすると後払いとなり、未収金を生み出す根源となってしまっている。つまり、患者側のモラルに委ねられる部分が大きい。その部分を巧みに突いてくるのが、確信犯的に治療代を払わない患者だ。

私は意図的に支払い拒否を行う患者に対しては、ほかの善良な患者と同じようにとらえないほうがいいと思っている。つまり、「患者は病気で弱い立場にいるのだから、病医院は不当な要求にも耐えないといけない」といった考え方をやめるべきだ。そういう厳しい目で現在の医療現場を見ていないと、未収金は膨らむ一方になってしまう。「あの病院は対応が甘い」とのうわさでも立とうものなら、残念ながらその手の患者が集まるようになり、経営の先行きもおぼつかなくなる。

支払いを拒否する患者に関するトラブル相談では、私は2つのパターンを思い浮かべて話を聞くことにしている。1つ目は、経済的に払いたくても払えない事情を抱えた患者。2つ目は、払うと約束しながらも、繰り返し支払いを免れようとする確信犯である。

前者の場合は、相手の反応を見て、場合によっては分割払いの提案など、相手が支払いやすいように話を持っていく。後者の場合は、断固とした姿勢で回収に臨むように助言している。

これまでの経験から、手紙や電話での督促では、大した効果は望めない。面と向かっての交渉ではないので、相手から無視されやすい。やはり、患者の家に出向き、場合によっては家族に対して支払い明細書を見せつつ、治療経過をきちんと説明するのが最も効果的だろう。

ほかにも、国民健康保険の場合、保険者である市町村が医療機関の代わりに患者から回収する保険者徴収という選択肢もある。ただし、医療機関が電話や手紙による督促、訪問、内容証明付き郵便の送付など、未収金の回収に向けて努力したあとで初めて活用できる。しかも、市町村が行うのは原則として電話や文書による督促なので、実際のところ、効果はあまり期待できない。つまり、医療機関が地道に回収作業を進めることが、現実的な解決策といえる。

トラブル事件簿31
子どもの治療費を払わない母親

「その患者の母親は、『金額が高すぎる。納得できないから払わない』って言い張るんです。開業して、こんなことを言われたのは初めてで……。どう対処すればいいのでしょうか」

電話の主は、大阪府北部の耳鼻科医院のA院長。開業してまだ間もないようで、初めての不払いトラブルに遭遇し、かなり戸惑っている様子だった。

診療費の不払いの理由はさまざまで、対応方法を一般化するのは難しい。患者がどんな事情を抱えているかを探りつつ、対策を考えていくことが重要だ。まずは、トラブルの経緯を詳しく聞くことにした。

患者は中学生の男の子。数日前から耳の聞こえが悪く、この日、急に耳が痛くなったので、保険証を持たずに来院した。院長は急性中耳炎を疑い、鼓膜を診察しようと耳鏡でのぞいた。外耳道は耳垢でふさがれており、A院長はそれを取り除こうとしたが、患者が痛みを強く訴えたため中断。中耳が炎症を起こしている可能性もあったので、標準聴力検査やチンパノメトリーなどを実施し、消炎剤を処方した。

診察が終わり、会計の段階になって、患者の中学生は「お金が足りない」と言い出した。そのため窓口の事務職員は、「あとで保険証とお金を持ってきてね」と伝えて帰らせたという。

しかし、1週間たっても、患者が現れることはなかった。そこで、院長は一昨日、患者の自宅に電話をかけた。最初、患者の妹が電話に出た。「お母さんはいる?」と話しかけると、「お母さん、A先生から電話だよ」と言っている声が聞こえた。ところが、しばらくして妹が電話口に戻ってきて「今はいません」と告げられ、電話は一方的に切れた。

翌日、再度電話したところ、ようやく患者の母親が電話口に出てきた。治療内容と支払いがまだであること、保険証を持参してほしいことなどを説明したが、母親は意外な返答をした。「知り合いに聞いても、『耳をちょっと診てもらったくらいで、こんなにお金を請求されるのはおかしい。高すぎるんじゃないか』と言っている。納得できないから払うつもりはない」

院長は、当日実施した検査内容や診療費用の内訳などについて細かく説明したが、母親は「払いたくない」の一点張りだった。

尾内流解決術

放っておくと傷口は広がる

院長が行った検査や治療は、単純な耳の処置ではなく、ややイレギュラーなものといえる。この点について、母親がちゃんと理解できていないのかもしれない。また今回は、経済的に払いたくても払えない事情を抱えたケースのようだ。そこで、相手の反応を見て、場合によっては分割払いの提案など、相手が支払いやすいように話を持っていくように助言した。

A院長は、私のアドバイスを受け入れ、翌日、患者宅に出向いた。患者の家を訪問すれば、相手の生活状況もおおよそ想像がつくし、母親と面と向かって話せば、不払いの真の理由がわかるかもしれない。

患者の母親は、A院長の突然の訪問に驚き、恐縮している様子だったという。この突然の訪問が功を奏した。A院長が治療内容を詳しく話し、支払い明細を示しながら費用に関しても丁寧に説明したところ、母親は意外にもすんなりと支払いに同意してくれた。

トラブルの教訓

額が少なくても回収の意味はある

実はこのケースで、A院長が手間暇かけて回収できたお金はたった数千円だった。それでも回収した意味はあったと私は思う。

最近、医療機関では、診療費の不払いが多発しており、特に病院にとっては、経営全体を揺るがすほどの大問題となっている。しかし、医療機関の未収金問題に対して、決め手となるような解決策はない、というのが現実である。

診療所の未収金の場合、ほとんどが1件当たり数千円から数万円と小口だ。回収の手間を考えると、確かに割に合わない。だが、放っておくと、常習的に料金を払わずに受診する患者が増えるおそれもあり、傷口はどんどん広がる。だから、面倒と思っても、対策をしっかり打つ必要がある。

医療機関が未収金を増やさないためには、こうした小さな努力の積み重ねが必要であることを強調しておきたい。

●トラブル解決の「技術」

技術9

問題患者の家族に、解決のキーパーソンがいる

影響力のある人を周りから探し出す。

その病医院にかかっている疾患とは別に、患者に精神疾患や薬物中毒が疑われ、職員がその対応に振り回されるケースが、最近増えている。こうしたケースでは、患者が次にどんな行動に出るか全く読めないことが多いので、病医院側の関係者に与える不安感も大きく、現場が混乱してしまうことが少なくない。

こうした場合、特に有効な解決法があるわけではない。結局、トラブルを起こしている患者の家族や、精神疾患で他院に通院しているのならその主治医の協力を得るなど、患者に影響力のあるチャンネルを何とか探し出し、そのルートを通じて問題を解決していく方法をとることが多い。

トラブル事件簿32

3年続いたプレゼント攻勢

「行動パターンが読めない患者で、クリニックが入居するビル内に黙って入り込み、待ち伏せするのです。この患者の治療はとっくに終わっているのですが……。最近、行動がどんどんエスカレートしてきて、主人ともども困り果てています。どうしたらいいのでしょうか」

今回の相談者は、大阪府北部にある皮膚科クリニックの院長夫人。電話での声の調子から、かなり疲れている様子がうかがえた。私は、詳しく事情を聞いてみることにした。

問題の患者は、30代半ばの女性A子。今から5年ほど前、皮膚疾患のため来院した。治療は約2カ月で終了し、その後しばらくは姿を見せなかった。だが、それから3カ月が過ぎたクリスマスイブの日に再び現れ、自分が持参したプレゼントをぜひ受け取ってほしいと院長に迫ったという。

クリニック側としては、贈り物をもらう理由がないことから、受付を手伝う夫人がやんわりとその申し出を断った。だが、A子はそれを聞かず、勝手にプレゼントを置いて帰った。

その後、バレンタインデーにもA子はクリニックを訪れ、やはり強引にプレゼントを置いていった。それから、A子はちょくちょくクリニックに現れては、院長へのプレゼント攻勢を続けるようになった。その期間は実に3年にも及んだという。

そんなA子の態度が急に変わり始めたのは、ここ1年余りのこと。いつしかクリニックに来ては、何をするでもなく待合で何時間か過ごすようになっていた。夫人が何度か注意しても、無視するばかり。するとある日、A子は診察室に駆け込んできて、ものすごい剣幕で院長に「今まで自分があげた物を全部返せ」と迫ったそうだ。

そのやや異常と思える一件があって以来、A子は待合には来なくなった。だが今度は、冒頭の話にあるように、クリニックが入るビル内のあちこちに勝手に忍び込んだり、ビルの入り口で院長を待ち伏せしたりするようになった。

尾内流解決術

患者の母親にアプローチする

ここまでの話を聞き、ふとあることが思い浮かんだ。院長は、私もよく知る人物だが、若く紳士的でマスクも人当たりもいい。おそらくA子は診察の際、親切に対応してくれた院長に好意を抱き、プレゼント攻勢に出たのだろう。だが、院長は一向に振り向いてくれず、業を煮やしてストーカーまがいの行動を取るようになったのではないか。

受付に入っている夫人も、私のこうした見立てに賛同してくれた。ただ、好意からとはいえ、相手の迷惑を顧みないストーカー的行為は決して許されるべきではない。

「何かと不安で、今、主人はなるべく1人で帰らないようにしているんです」と夫人。さらに、最近次のような出来事もあったという。

先日、クリニック宛てに奇妙なはがきが届いた。そこにはクリニックに対する悪口や中傷がびっしりつづられていたという。

しかも文章は5・7・5調で、すべてカタカナで記されていた。差出人の名前がないことから、断定できないものの、「A子の仕業に違いない」というのが夫人の見方だった。

さて、今回のケースにはどう対応すればいいのか。A子の最近の行動から考えると、精神的にかなり不安定な状態にある可能性が高い。クリニックが抱える不安は払しょくしなければならないが、同時に、この患者をどう処遇するのが一番いいことなのか考えなければならない。

それを踏まえ、私は次の3点をアドバイスした。

まずはA子のこれまでの問題行動を書面にまとめて、一度警察に相談しに行くこと。現状の被害の程度では警察は動いてくれないかもしれない。しかし、相談すれば何らかのアドバイスは得られるはず。それで院長夫妻も安心感を得られるかもしれない。

次に、クリニックが入居するビルの管理会社にA子のことを話し、警備の際、A子が出現しそうな場所をこれからは重点的に見回ってもらう。

3つ目は、対応策の最も「核」となる部分だ。A子が外出してそうな時を見計らって、A子の母親と連絡を取り、A子が精神的に不安定な状態にあり、問題行動を起こしていることを詳しく話す。あわせて家庭でのA子の生活状況も聞き出し、家族を通じて、院長へのストーカーまがいの行動をやめるように促してもらう。

後日もらった電話によると、院長夫妻は早速、私のアドバイス通りに行動したという。A子の母親は、院長夫人からの電話で初めて、院長やクリニックに対する娘の問題行動を知ったらしい。A子には、普段の家庭生活の中でも、以前から不自然な言動があったため、母親はこれを機に精神科の専門医療機関を受診させることにしたという。

その後、数カ月が経過したが、A子は院長やクリニックに対して問題行動を起こしていない。

トラブルの教訓

キーパーソンを探し、守りを固める

A子の症状から見ると、境界性パーソナリティ障害が疑われるかもしれない。私は医師ではないので、A子の病状を診断することはできないが、ストーカー被害に遭った医師も私と同じ見解だ。この症状を持つ人は、感情の起伏が激しくて、時として自分ではコントロールできなくなる。そして、周囲の人間に対し、時に激しい行動（ひどい言葉を使ったり、手紙やメールで誹謗中傷を繰り返したりする）に出ることもある。通常、イライラのはけ口は、身近な親族、兄弟、恋

人、親友になるパターンが多いが、この事例では医療機関がターゲットになってしまった。

A子の家族もその異常な行動パターンに気づいていたようだったが、「そういう性格だからある程度、しかたがない」と考えて、放置していた可能性もあった。そこで、精神科への受診の誘導を試みた。

相手の行動が読めない場合は、取るべき手段は2つある。1つは、相手の行動に影響を与えることができるキーパーソンを探すこと。家族や友人、主治医などにキーパーソンがいる可能性が高い。その人を通じて、迷惑行為をやめるように働きかける。もう1つは、守りを固めること。場合によっては攻撃がヒートアップし、物を投げたり、壊したりすることもある。そのため、いつまでも我慢せずに、警察に相談を持ちかけていつでも協力を要請できる体制などを築く。その一方で、患者の家族に、患者の精神的な疾患を治療すべきと働きかけをする。この両面から対策を考え、行動に移してほしい。

●トラブル解決の「技術」

技術 10

決め手は度胸と毅然とした態度

事を成し遂げる意志と勇気がトラブルを収める。

本書ですでに何度も強調してきたことだが、トラブル対処のために磨いておきたい技術の締めとして、もう一度、「度胸」の大切さを強調しておきたい。起きたトラブルの分析が的確で、いい対策をつくったとしても、それをしっかりと実行できなければ全く意味がない。これは、病医院のメンバー1人ひとりの「度胸」もさることながら、現場としての「意思統一力」、欠点を補い合う「結束力」、担当者を孤立させない「チーム力」といった「現場全体の力」が重要だ。なぜなら、こうした「現場全体の力」があるから、そのメンバーは「勇気」を持って、眼前のトラブルに対処できるようになるからだ。

相手に悪意があったり、不当な要求を突きつけられたりする場合、それをはね返す原動力となるのが、この「現場全体の力」だ。

では、「現場全体の力」をつけるにはどうしたらいいか。最も大事なことは、まず組織のトップや現場の長が、組織のメンバーと緊密にコミュニケーションをとるしかない。その際、単に雑談をするのではなく、自院の将来やあるべき姿に関するビジョンを語り、そのビジョンを実現するための戦略・戦術をメンバーとともに一緒に考えるという姿勢が欠かせない。

実際に、患者に接して医療現場を動かしているのは、最前線の医師、看護師、職員である。彼らがどう動くかが、その病院の経営パフォーマンスそのものであり、経営上のさまざまな問題も、多くは現場に潜んでいる。

緊密にコミュニケーションをとり続けることで、現場の職員1人ひとりが、今担当している業務の問題点は何か、改善するとしたらどんな方法があるだろうかと考えるようになれば、しめたものだ。与えられた仕事を黙々とこなす「業務遂行型」の組織から、現場が自分たちで改善策を考える「問題発見型」の組織になったら、おのずとトラブル対応力もアップしていくだろう。

患者トラブル対応の基本（まとめ）

①患者や家族の気持ちに寄り添う

相手に不快感を抱かせたこと、迷惑をかけたこと、不安な気持ちにさせたことなどに対しては、率直に謝罪の言葉をかける。最も気をつけなくてはならないのは医療機関側に落ち度がある場合。相手から「わざわざ〇〇していただいて恐縮です」と言ってもらえるように、通常よりも2重、3重に配慮を巡らせて、丁寧な対応を心がける。

②職員の身を守る

職員を守れずして、患者の健康など守れない。暴力を受けそうになったら、迷うことなく110番通報する。このことを全職員に徹底させる。また、職員に危害が及びそうな可能性を少しでも感じた時は、すぐに警察に相談を持ちかけ、いざというときすぐに出動してもらうように依頼しておく。このように、「最悪のシナリオ」を想定して準備しておくことが肝要だ。ちなみに、医療機関によっては、防御のために、さすまたや盾を用意して、定期的に訓練しているところもある。

③事実をしっかりと確認する

今起きている事実を客観的に把握することが大切だ。まずは、患者の主張にはじっくりと耳を傾け、「受け止め」なければならない。しかし、それだけで事実として「受け入れる」のは早計だ（「受け止める」は肯定も否定もしないフラットな状態のこと）。その患者の診療に携わった医師、職員など、関係者全員から事情を聞き、できるだけ主観を排除して、1つずつ事実を確認していく作業が欠かせない。その際、患者側にどんな被害が生じているか、医療機関側に落ち度があるか、患者が要求していることは何か、の3点をつかむように心がける。

医療過誤など、明らかに法的に責任が生じると予想される場合は、誠意ある説明と謝罪を行うとともに、弁護士を交えて損害賠償の交渉を進めて、患者の納得を得るように試みる。

法的責任を問われるほどではないが、小さな落ち度がある場合は、誠意ある説明を粘り強く続けるとともに、今後の改善策なども示して、納得してもらうように努力する。

④面談の記録を取る（紙に記録するだけではなく、できれば録音する）

トラブルが起きた日時、場所、相手、内容、どんな対応をしたか、相手の要求は何か、などをできるだけ詳しく記録する。あらかじめ、トラブル報告書のひな形を準備しておくことが望ましい。相手に悪意が感じられたり、大声で怒鳴るなどの迷惑行為があったり、クレームを繰り返し言ってくるなどトラブルの予兆を感じたら、ＩＣレコーダーなどで相手の言動を録音する。こうした証拠があるほうが、警察に相談した場合も、動いてもらいやすくなる。

トラブルが起きやすい受付などには、ＩＣレコーダーを数台置いておき、いつでも録音できる体制をつくっておく。ちなみに録音する際に相手から承諾を得る必要はない。相手から、「録音を許可した覚えはない」と言われたら「当院の方針で録音することにしています」と返す。

⑤初期段階での反論、言い訳は厳禁

トラブルの初期段階では、とにかく相手の主張に耳を傾ける。ここでも、「受け止める」スタンスが重要だ（「受け入れる」必要はない）。こちらから何か言う場合も、多弁は「弁解」に受け取られやすく、しかも揚げ足を取られやすいので要注意。初期段階で、反論や言い訳をすると、相手の感情面についていた火に油を注いでしまうことになる（初期段階では、話を聞けば聞くほど火は鎮まり、反論すればするほど火は燃え広がる）。

たとえ相手の言うことが事実に反していると思っても、少なくとも最初の3分は、相づちを打ちながらひたすら話を聞く。そのうちに、相手も落ち着いてくることが多い。しかし、話を聞く姿勢が不十分だと、単なる苦情が難クレームに変貌してしまう可能性があるのでくれぐれも注意したい。

⑥相手の勢いにひるまない

一方、相手の勢いに押されて、相手の要求を認めてしまわないように、強い意志と覚悟を持って交渉に臨むことも大事だ。署名や念書を書くことは、絶対に避ける。「できないこと」は「できない」としっかり伝える。

⑦対応場所の選び方にも気を配る

相手に悪意があったり、暴力的で身の危険が感じられたりする場合は、対応する場を慎重に選ばなければならない。相手の呼び出しには応じない。面談は院内で行い、複数で対応する（相手よりも多い人数が望ましい）、テーブルなどをはさむ（相手との距離を保ち、いきなり殴りかかられるのを防ぐ）、ドアの近くに座るなど、逃げ道を確保する、お茶・灰皿・花瓶などを出さない（いずれも凶器になる可能性がある）ことなどに留意する。

⑧場面別の問答集などを作成して、練習しておく

悪意のある相手と話をする場合の進め方、話し方を知っておく。場面別の問答集などを作成して、研修時間などを利用し、患者役、医者役、職員役などを決め、場面を設定して、ロールプレイングで練習しておく。問答集はお仕着せのものではなく、手間はかかるが院内で起きた事例などをもとに知恵を出し合って作成する。人から与えられたマニュアルはなかなか身に付

かないものだ。

○場面例「誠意を見せろ」

相手「誠意を見せろ」

自分「誠意とは具体的にはどんなことでしょうか」

相手「それは、そちらが考えることだろう」

自分「誠意を尽くして対応させていただいています」

・暗に金銭を要求しているとわかっていても、「誠意」の中身を相手に言わせるように水を向ける。

○場面例「保健所に言うぞ」

相手「保健所に言うぞ」

自分「私たちに止めることはできません」

・保健所やマスコミに通報すると脅してくる者もいるが、ほとんどの場合ははったりで実際に通報することはないと思ったほうがいい。もし、通報があったとしても、連絡が来た時に、きちんと事情を説明すれば済む話だ。

あとがき

本書の執筆に当たっては、特に次の5点に問題意識を置いた。

1つ目は、患者トラブルと、ほかのサービス業でのトラブルの違いを明確にすること。広義では「医療もサービス業」ではあるが、患者とのトラブルは、ほかのサービス業でのクレーム対応とは本質的に異なる。ここをきちんと理解できていないと、トラブル発生後にどんどん深みにはまっていくことになりかねない。

2つ目は、いわゆる「応召義務」問題への理解が深まるようにすること。医療機関トラブルの8割を占める患者とのトラブルの中で、絶えず問題になるのが、診療拒否などを含めた「応召義務」への対応だ。

個人的には、医療界ではこれまで、医師法第19条の理解の仕方が、あまりにも硬直的なのではないかと感じていた。厳粛に受け止めなければならない規定であることは確かだが、19条に対する理解の「時代遅れ感」を少しでも克服したいと思った。

3つ目は、最近増加傾向にある行動の読めない患者への対応法を示すこと。外来通院において問題行動を起こす患者の中に、その医療機関にかかっている疾患とは別に精神疾患や薬物中毒などを疑わざるを得ない人が増加していて、医療機関は対応に頭を悩ませている。こうした状況に向き合うための具体的ノウハウが今強く求められており、それに応えたかった。この点に関しては、紙面の都合で書き切れなかった部分もあるので、別の機会に譲りたいと思う。

4つ目は、事例をたくさん盛り込むこと。いくら知識を詰め込んでも、実践で通用しなければ意味がない。事例を通じて、トラブルを疑似体験してもらうことを意識した。

5つ目は、患者トラブルが増加し、悪質化する時代背景を自分なりに分析すること。患者トラブルの中身は、その時代を映し出す鏡でもある。本書の中でもたびたび触れたが、医療・年金など社会を支えるセーフティーネットが大きく揺らいだことが、患者の価値観や言動にも深刻な影響を及ぼしている。患者トラブルという事象を通じて「時代論」を展開するのもおもしろいのではないかという意識もあった。

こうした5つの視点からアプローチしたので、出来の良しあしはともかくとして、従来のいわゆる「トラブル解決本」とは、かなり異質の本になっていると思う。

本書は、医療・介護経営の月刊誌『日経ヘルスケア』（日経BP社）に私が連載している「病医院トラブル110番日記」がベースになっている。

この連載が始まったのは2005年2月。当初は、半年続けばいいということでスタートしたのだが、予想に反して今も続いている。医療現場での実態をリアルに描いた点が、医師や医療関係者の方々の共感を生んだのかもしれない。

連載では毎回、トラブル事例を1つ紹介している。読みやすいように少しアレンジを加えているが、もちろんすべて実話だ。連載で書きためた事例を材料に、これまでの自分のトラブル対応経験を広く役立てていただくため、そして後進に伝えるためにも、体系的にまとめておこうと思い、本書の執筆を始めた。大げさに言えば、患者トラブルの対応ノウハウの集大成であり、後進に伝えるための私なりの「遺言」のつもりで執筆に当たった。

実は、私はマニュアル的なものがあまり好きではない。マニュアルというのは得てして、つくった人間の自己満足に終わっていることが多い。しかも、トラブル対応のように、その場の臨機応変な対応が求められる時にはあまり役に立たない。実際のトラブル対応では、理屈ではなく、動物的な直感で動くことも多い。

そういう人間だから、いざトラブル対応法を1冊の本にまとめようとした時、はたと困ってしまった。もちろん、自分なりのルールや行動規範のようなものはあるのだが、行動する際にいちいち意識していないので、それを文字に表すのが難しい。

「こういう時、自分の頭の中では、どういう問題意識で、何をどういうふうにとらえて、どのように決断していたのだろうか？」

本書の執筆に当たっては、自分の頭の中を自分で探ってみるという、哲学者のような思索にふける羽目になった。悪戦苦闘したが、自分の意思決定のプロセスや行動を客観的に振り返ることで、新しい気づきもたくさん生まれ、非常におもしろい体験だった。

最後にこの場を借りて、私が所属する大阪府保険医協会の高本英司理事長をはじめとする理事役員、事務局の仲間の方々、『日経ヘルスケア』での連載の当初から何かと支援してくれた日経ＢＰ社出版局の沖本健二氏に感謝申し上げたい。

そして、いつも天から応援してくれている亡き娘、緑と妻幸子に本書を捧げたい。

尾内 康彦

◎著者紹介

尾内康彦（おのうち・やすひこ）

大阪府保険医協会事務局次長。1954年福岡県生まれ。大阪外国語大学卒。79年大阪府保険医協会に入局。税務経営や政策調査、保険請求・審査対策などの担当を経て、現在は会員の組織管理、事業継承、開院対策を担当。業務の合間をぬって、ボランティアで年400件以上の医療機関トラブルの相談に乗り、「なにわのトラブルバスター」の異名を持つ。相談者である院長や事務長に電話で指示を出し、当事者の手による解決を導く独特の手法が持ち味。医療・介護の月刊経営誌『日経ヘルスケア』（日経BP社）で「病医院トラブル110番日記」を連載中。

やさしいだけじゃ医療は守れない

患者トラブルを解決する「技術」

2012年7月23日　第1版第1刷

著　者　　尾内康彦

発行者　　瀬川弘司
発　行　　日経BP社
発　売　　日経BPマーケティング
〒108-8646
東京都港区白金1-17-3 NBFプラチナタワー
TEL 03-6811-8650（編集）
TEL 03-6811-8200（営業）
http://ec.nikkeibp.co.jp/

装　丁　　小口翔平（tobufune）
制　作　　アーティザンカンパニー株式会社
印刷・製本　図書印刷株式会社

ISBN 978-4-8222-4917-5